AF620479

DE

LA XÉROPHTHALMIE

PAR

Paul TIXIER,
Docteur en médecine de la Faculté de Paris,

PARIS
V. ADRIEN DELAHAYE ET Cᵒ LIBRAIRES-ÉDITEURS
Place de l'Ecole-de-Médecine.

1875

DE

LA XÉROPHTHALMIE

PAR

Paul TIXIER,

Docteur en médecine de la Faculté de Paris.

PARIS

V. ADRIEN DELAHAYE ET Cie LIBRAIRES-ÉDITEURS

Place de l'Ecole-de-Médecine.

1875

DE

LA XÉROPHTHALMIE

CHAPITRE PREMIER

HISTORIQUE

C'est en vain que nous chercherions dans les écrivains de ce siècle, une histoire détaillée de la xérophthalmie. Très-peu d'auteurs ont écrit sur cette affection dont la connaissance est de date toute récente.

Il y a lieu d'être étonné, dit Velpeau, qu'une pareille maladie ne se trouve pas indiquée dans l'histoire avant 1803. Serait-on en droit de conclure, ajoute-t-il, qu'elle n'existait pas, ou qu'elle a été négligée comme peu dangereuse?

L'une et l'autre de ces opinions sont inadmissibles.

Il nous semble bien plus rationnel de penser que les auteurs ont confondu cette affection avec d'autres maladies incurables de l'œil et qu'ils ne s'en sont pas occupés parce qu'ils l'ont crue au-dessus des ressources de l'art.

D'après le Dr Van Ammon, le professeur Jæger, d'Erlangen, aurait été le premier à fixer l'attention sur la xérophthalmie et en aurait parlé dans ses leçons cliniques sous le nom de *Ueberhautung der Conjunctiva*. Un seul cas aurait été signalé par lui.

Mais les premières pages écrites sur ce sujet sont de Schmidt, 1803 (1), qui décrit sous le nom de *xérophthalmos*, une inflammation chronique et une sécheresse extrême de la conjonctive dues à l'oblitération des canaux lacrymaux.

Plus tard, Bénedict (2) décrivit la xérophthalmie et donna quelques observations.

En 1820, Travers (3) est déjà plus complet. Il rapporte avoir vu des cas où la conjonctive transformée en une peau opaque et rugueuse maintenait les paupières collées contre le globe de l'œil, les sinus palpébraux se trouvant oblitérés.

A l'instar de Schmidt, cet auteur place la xérophthalmie parmi les suites de l'inflammation chronique de la conjonctive et la considère comme étant la conséquence immédiate d'une oblitération des canaux lacrymaux : il la décrit sous le nom de cutisation de la conjonctive, dénomination qui caractérise et dépeint très-bien cette triste et singulière affection.

En 1832, Von Ammon (4) donna une excellente description de la maladie qui nous occupe. Il soutient la même thèse que Travers sur la cause de la xérophthalmie.

Il faut arriver en 1836, pour trouver un travail plus complet où le sujet est traité d'une façon plus approfondie, je veux parler de la thèse de Duprez (5). Ce dernier rap-

(1) *Ueber Die Krankheiten des Thrancnorgans*, p. 55, Wien, 1803.

(2) *Handb. der Pract. Augenh.*

(3) *Synopsis of the discases of the lye*, p. 120, London, 1820.

(4) *Zeitschrift für die Ophth.*, t. I, p. 65, Dresden, 1830. *Id.* Vol. II, p. 381-412, Dresden, 1832.

(5) Thèse de Paris, 1836. — Xerophthalmie.

porte l'épaississement et la cutisation de la conjonctive aux frottements des paupières sur le globe pendant une inflammation chronique de cette membrane qui produirait à la longue l'oblitération des conduits excréteurs de la glande lacrymale et des glandes palpébrales.

C'est dans cette thèse que nous trouvons le premier cas de xérosis observé dans les hôpitaux de Paris ou du moins c'est le premier qui ait été publié.

Wardrop, 1834 (1), Jæger, Chelius, 1833, Velpeau, Carron du Villards, Lawrence, Rognetta, Vidal de Cassis, Middlemore, ont relaté des cas de xérophthalmie, mais n'en ont dit que quelques mots.

Mackenzie (2), 1857, est plus intéressant que ses prédécesseurs. Dans son ouvrage très-complet sur les maladies d'yeux, il examine et discute les opinions de ses devanciers. Pour lui, la cause la plus fréquente du xérosis est une ophthalmie scrofulo-catarrhale complètement négligée ou traitée exclusivement par les stimulants (pommade au précipité rouge, nitrate d'argent, etc.).

Desmarres (3) cite, dans son traité sur les maladies d'yeux, un cas observé par Vidal de Cassis qui est des plus intéressants. Il signale les altérations qui se produisent du côté de la cornée. Cette membrane, d'après cet auteur, se déssèche à sa surface externe, prend un aspect terne, poudreux et finit par se couvrir de taches blanches crétacées, assez semblables à de la poussière de plâtre.

Sichel (4) donne trois observations assez complètes et son atlas fournit deux dessins qui nous ont paru présen-

(1) *The Lancet*, 1834.

(2) Traité des maladies d'yeux, 1857, 4e éd., p. 173.

(3) Traité des maladies d'yeux, 2e éd., 1855.

(4) Traité des maladies d'yeux, Baillière, 1852-1855, p. 633.

ter une assez grande ressemblance avec celui de la malade dont nous rapportons l'observation.

Enfin les ouvrages encore plus modernes de Ch. Duval (1), 1862, de Fano (2), 1866, de Wecker (3), 1867, de Galezowski (4), 1875, font mention de la xérophthalmie, mais sans rien nous apprendre de nouveau sur ses causes, sa nature, son anatomie pathologique. Tous ces auteurs disent n'avoir rencontré que très-exceptionnellement dans leur pratique cette affection et ne font que relater les opinions diverses ou plutôt les hypothèses qui ont été émises jusqu'ici sur le mode de production de la cutisation de la conjonctive. L'excellente thèse de M. Blazy, soutenue en 1873, à la Faculté de Paris, sur les éruptions de la conjonctive, nous a été d'une incontestable utilité. Il reconnaît que toutes les affections éruptives, quelles qu'elles soient, peuvent se montrer sur la conjonctive et suivre là une évolution toujours commandée par la nature de la maladie qui a présidé à l'éruption.

Notre travail était assez avancé lorsque nous avons eu connaissance d'un article de Cuignet de Lille (5) sur la xérophthalmie qui, vu son importance, mérite une analyse un peu détaillée.

L'auteur dit avoir observé, en Algérie, un grand nombre de xérophthalmies (100 à 120), ce qui le met en état de présenter quelques considérations plus exactes sur les principaux caractères de cette maladie.

(1) Traité des maladies des yeux, p. 209, 1862.

(2) Traité pratique des maladies des yeux, 1866.

(3) Traité théorique et pratique des maladies des yeux, 1867.

(4) *Id.*, 2e éd., 1875.

(5) Recueil d'ophthalmologie de Galezowski. 2e série, juillet 1875, p. 197. art. : Xérophthalmie.

Après une définition, viennent quatre observations de xérosis à des degrés différents, et M. Cuignet en admet trois.

Le premier cas cité est un xérosis dépendant, non absolument, mais principalement d'une cause locale, l'entropion, qui, lui-même, provient d'une cause générale d'ophthalmie chronique strumeuse.

Le deuxième cas, au lieu d'être de la variété que l'auteur nomme xérosis local, est plus généralisé, toute la conjonctive est atteinte.

Le troisième cas est un exemple du deuxième degré de la xérophthalmie qui peut être, encore là, générale ou partielle. Ici la muqueuse est plus opaque, plus grise, plus épaisse, moins humide, il y a soudure des limbes palpébraux avec le globe oculaire.

Le quatrième cas est un exemple du troisième degré de la maladie.

Ces diverses formes de variétés dérivent de causes différentes : granulations, obstruction lacrymale, ou un entropion, cachexie pustuleuse kérato-conjonctivale, etc.

Comme mécanisme c'est une inflammation amenant finalement la transformation totale de la muqueuse en une membrane fibroïde.

Comme étiologie, l'auteur reconnaît plusieurs maladies chroniques parmi lesquelles il a rencontré les ophthalmies granuleuse, purulente et lacrymale, les kératites invétérées, la sclérotite, l'irido-choroïdite et le glaucome chronique, enfin l'entropion, le staphylôme, les tumeurs de la conjonctive, la présence de corps étrangers.

CHAPITRE II.

DÉFINITION ET CAUSES

La xérophthalmie décrite aussi sous les noms de *xérosis*, *xéroma*, *xérophthalmos*, cutisation de la conjonctive, *conjunctiva arida*, *cuticula conjonctiva* n'est pas une affection aiguë à marche rapide, survenant d'emblée et sans causes, ce n'est pas, en un mot, une maladie idiopathique, essentielle ; comme le nom l'indique, ξηρός όφθαλμος, œil sec, c'est un état pathologique résultant d'une lésion première ou de lésions multiples, ayant pour siége un point de la conjonctive ou cette muqueuse tout entière.

Mais tout en n'étant que la manifestation d'une maladie première, le xérosis acquiert une importance capitale au point de vue de sa gravité, puisqu'il entraîne presque toujours la perte de l'œil qui en est atteint. Il mérite donc d'être étudié et décrit non pas comme une complication simple et de peu d'intérêt, mais bien comme une affection des plus graves et des plus intéressantes à connaître au même titre que toutes les autres maladies du globe oculaire.

Dirons-nous avec presque tous les auteurs que la xérophthalmie est excessivement rare ?

Voici l'opinion de Velpeau (1). « On dit que cette affection est excessivement rare, je ne sais pas jusqu'à quel point cette assertion est fondée. Qui sait si cette extrême rareté ne trouve pas sa source principale dans l'ignorance où étaient les praticiens sur cette maladie ?

(1) Leçons cliniques de la Charité, recueillies par M. Jeanselme, 1840.

En effet, depuis près de quatre ans, l'attention est éveillée en France sur cette affection, et il y a dix ou douze cas environ, qui ont été observés seulement à Paris. Pense-t-on qu'on n'en trouverait pas plus d'un exemple parmi ces nombreux aveugles qu'on trouve sur la voie publique? Je suis persuadé que l'attention des praticiens étant éveillée sur ce point, les cas de xérophthalmie paraîtront de moins en moins rares.»

Certes, je ne suis pas assez autorisé pour me prononcer en pareille matière, cependant, me fondant sur les communications que m'ont faites plusieurs ophthalmologistes des plus éminents de Paris, et sur les ouvrages des auteurs les plus modernes, je dirai que des cas de xérophthalmie n'ont pas été recueillis en aussi grande abondance que l'espérait Velpeau. Depuis quarante années que la xérophthalmie est signalée à l'attention des praticiens, je ne sache pas que des observations nombreuses soient venu éclairer bien des points encore obscurs et faire prévaloir une des nombreuses hypothèses émises sur cette affection.

C'est pourquoi, sans dire que la cutisation de la conjonctive est excessivement rare, nous dirons qu'elle est rare, en Europe du moins, puisque M. Cuignet dit l'avoir observé pour le moins une centaine de fois (1) pendant une pratique de six années en Algérie, tandis qu'en France il ne l'a rencontrée que 8 ou 10 fois, pendant environ huit ans.

Loin de nous la pensée de mettre en doute la bonne foi de M. Cuignet, mais qu'il nous soit permis de nous étonner d'une semblable fréquence de xérosis, quoique nous sachions combien les ophthalmies sont fréquentes

(1) Recueil d'ophthalmologie de Galezowski, juillet 1875, p. 198.

en Algérie. N'y aurait-il pas eu erreur? Dans tous les cas nous regrettons que sur un si grand nombre de cas, l'auteur n'ait publié que quatre observations.

A quel âge se montrerait de préférence la xérophthalmie? Nous ne pouvons rien affirmer de précis à cet égard. Il nous faudrait un bien plus grand nombre d'observations pour tirer une conclusion, nous croyons seulement qu'elle est plus fréquente chez l'adulte.

La xérophthalmie se trouve-t-elle le plus souvent limitée à l'un des yeux, ou les atteint-elle tous les deux? « En général, dit M. Fano (1), un seul œil est affecté; quelquefois cependant les deux yeux sont atteints. » C'est là une erreur. A notre avis, la xérophthalmie atteint presque toujours, pour ne pas dire toujours les deux yeux, soit simultanément, soit l'un après l'autre.

Les quatorze observations que nous avons recueillies dans les auteurs, nous présentent tous les malades atteints de xérophthalmie double. Mais, arrivons à la définition, après quoi, nous aborderons l'étiologie du xérosis.

Aucune définition exacte ne nous paraît avoir été donnée de la xérophthalmie, généralement décrite comme une complication.

Seule celle de Cuignet (2) nous semble se rapprocher le plus de la nature même de la maladie.

« C'est une altération, ou plutôt une transformation fibreuse de la conjonctive et de l'épithélium cornéen avec tous ses caractères d'épaississement, d'opacification, de rétraction, de déssèchement et d'insensibilité à des degrés variés. »

A cette définition, nous substituerons celle-ci.

(1) Fano, De la xérophthalmie, t. I, p. 609.

(2) Ouvrage cité, p. 199.

« Une affection qui paraît être le résultat d'une prolifération des cellules lamineuses constituant la couche fibreuse de la conjonctive, avec exfoliation de l'épithélium devenu corné, entraînant l'épaississement, l'opacification de cette membrane et par suite de la rétraction inhérente au tissu fibreux, le déssèchement et l'insensibilité de cette même muqueuse.

Comme M. Cuignet, nous nous basons pour définir le xérome, sur les signes physiques et les lésions anatomo-pathologiques les plus probables. Mais notre définition diffère de la précédente, en ce que nous expliquons comment se fait la transformation fibreuse de la conjonctive, laquelle ne se passe que dans les parties profondes de cette membrane, tandis que les cellules épithéliales subissent, pour nous, une transformation cornée mais non fibreuse.

Nous rapprochons les phénomènes qui se passent dans la conjonctive, de ceux qui se passent dans le foie et dans le rein, lorsque ces organes sont atteints d'inflammation interstitielle. Ce serait une véritable sclérose. Nous reviendrons sur cette idée dans notre anatomie pathologique.

Dans l'historique que nous avons donné de la xérophthalmie, nous n'avons fait qu'indiquer sommairement l'opinion de quelques auteurs sur les causes de cette maladie. Nous allons maintenant les examiner chacune en particulier, pour rejeter les unes et voir ce qu'il faut admettre dans les autres.

Vidal de Cassis (1) parle du xérosis comme pouvant être congénital ; mais il ne cite aucune observation à

(1) Vidal de Cassis, Path. ext., Paris. 1861, 5e éd., t. III, p. 321.

l'appui de cette opinion, que nous considérons comme peu fondée. En effet, la xérophthalmie ne survenant qu'à la longue, et consécutivement à une inflammation chronique, nous ne pouvons l'admettre comme congénitale.

Wardrop (1) est le seul auteur qui ait rapporté un cas de xéroma congénital, sur une jeune fille qui avait 14 ans au moment où l'observation a été recueillie. Toute la conjonctive oculo-palpébrale paraissait convertie en une fine membrane semblable à une pellicule mince et desséchée, suffisamment transparente pour laisser distinguer la sclérotique de la cornée, mais assez opaque pour abolir la vision, au point que la patiente pouvait à peine distinguer les gros objets. Les paupières adhéraient au globe et ne pouvaient en être séparées, ni les bords se rapprocher suffisamment pour recouvrir celui-ci. La jeune fille dormait les paupières ouvertes, et, lorsqu'elle cherchait à les rapprocher, le voile supérieur se tournait en dedans. La sensibilité de la conjonctive cornéo-scléroticale était notablement affaiblie, et l'on pouvait promener impunément un corps étranger à sa surface.—Les points et les conduits lacrymaux, le sac, étaient à l'état normal, les deux yeux affectés de nystagmus. La sécheresse de l'œil remontait à la naissance. —Pour remédier à cet état, et dans l'hypothèse que la sécheresse de la conjonctive était le résultat d'une oblitération des canaux excréteurs de la glande lacrymale, Wardrop essaya de pratiquer une ouverture artificielle à la glande lacrymale. A partir de ce moment, les substances stimulantes placées dans la narine, qui, auparavant, étaient bien senties, mais ne produisaient aucun effet sur la conjonc-

(1) *An Essay on the morbid anatomy of the human eye*; London, 1817.

tive, déterminèrent une toux convulsive, des douleurs dans la région de la glande lacrymale, dans l'oreille, et d'autres incommodités.

Cette unique observation nous semble peu probante. Elle a été prise d'abord sur une jeune fille de 14 ans, et on s'en est rapporté au dire de ses parents pour affirmer que la sécheresse de l'œil datait de la naissance. Puis, que penser de ce xérosis datant de quatorze ans, qui a respecté les points et les conduits lacrymaux, et qui permet au sujet de distinguer, avec peine, il est vrai, les gros objets? Enfin, c'est en 1819 que Wardrop écrivait sur la xérophthalmie, alors que cette maladie venait à peine d'être signalée au monde médical.

Pour nous, sans nier absolument l'existence du xérosis congénital, nous ne pensons pas qu'il puisse exister, jusqu'au jour où des observations exactes nous forceront à reconnaître notre erreur. Quoi qu'il en soit, est-il étonnant de trouver Vidal de Cassis admettre la xérophthalmie congénitale, lui qui regarde cette affection comme pouvant exister indépendamment de tout phénomène inflammatoire, et résultant d'un trouble nerveux!

« Si l'on voulait (1), dit-il, absolument une explication de cette excitation, ne serait-il pas plus rationnel d'en rapporter la cause à un état particulier de l'innervation? On sait que toutes les sécrétions sont influencées par le système nerveux; quand il est fortement ébranlé, ne voit-on pas les sécrétions se modifier, s'arrêter même? Ainsi la langue se sèche pendant la colère, la source des urines est tarie par l'hystérie. Au lieu de se produire subitement, dans la xérophthalmie, la lésion de l'innervation s'opérerait avec lenteur, mais elle persisterait da-

(1) Pathol. ext., éd. de 1840, t. III, p. 821.

vantage, et la sécheresse de la conjonctive deviendrait permanente. Mais quelle est donc cette modification du système nerveux qui produit un pareil effet? C'est une question qu'on se fera longtemps, et dont la solution sera toujours aussi difficile que celle de toutes les questions qui ont trait à la physiologie du système nerveux.

« Ainsi, à la rigueur, j'aurais dû placer la xérophthalmie parmi les névroses de l'œil. »

La même opinion est soutenue par Rognetta (1). Cet auteur fait remarquer que si la destruction de la cinquième paire peut entraîner l'érosion de la cornée, il n'y a pas lieu de s'étonner qu'une lésion moins violente, qui atteint les filets nerveux qui se rendent à la conjonctive et aux glandes lacrymales et sébacées, occasionne l'espèce d'altération dont il s'agit. Mais, lui aussi, se trouve embarrassé pour dire quelle est cette lésion qui présiderait à la cutisation de la conjonctive : « Si l'on me demandait, dit-il, quelle est la véritable nature de cette affection nerveuse, je ne serais pas plus en état de répondre que d'autres ne pourraient dire comment un chagrin profond fait verser des larmes, comment la vue de certains mets fait venir l'eau à la bouche. »

L'auteur ajoute même qu'il est indécis sur la question de savoir si la phlogose, qui a souvent précédé la cutisation de la conjonctive, ne dépendrait pas également de l'action d'un principe névrosthénique.

Nous sommes loin d'admettre la théorie de Vidal de Cassis et de Rognetta, et cela, pour plusieurs raisons.

Nous dirons d'abord que ces auteurs ont émis là une hypothèse toute gratuite, qui n'est basée sur aucun fait clinique, sur aucune expérience physiologique.

(1) Traité philosophique et clinique d'ophthalmologie. Paris, 1844.

Au lieu de citer des observations à l'appui de sa manière de voir, Vidal rapporte au contraire, dans son article sur la xérophthalmie (1), le cas qui a été publié, en 1836, dans la *Gazette médicale,* par M. Cade. Nous le rapportons nous-même dans notre thèse : c'est l'histoire d'un malade observé à la Charité, scrofuleux et, pendant une année, atteint d'ophthalmie, puis de tumeur inflammatoire au niveau de l'échancrure sus-orbitaire, finalement de xérosis. Certes, ce n'est pas là une lésion de l'innervation.

D'après les expériences physiologiques de Magendie, de Brown-Séquard, la section du nerf de la cinquième paire détermine l'ulcération de la cornée et l'évacuation des humeurs de l'œil; Desmarres ajoute, de son côté, que, d'après ses propres observations, dans les affections particulières des nerfs de la cinquième paire, la cornée se perfore, mais la conjonctive conserve son aspect ordinaire. Nous sommes bien loin, il faut l'avouer, de la cutisation de la conjonctive.

D'ailleurs, en supposant un instant que la lésion de la cinquième paire entraînât la sécheresse de l'œil ou de la conjonctive tout entière, en supprimant la sécrétion des glandes lacrymales et sébacées, comment expliquer cette prolifération de cellules épithéliales qui tombent à la surface de la cornée à mesure qu'elles se reforment? Comment aussi comprendre, sans inflammation, cette multiplication de cellules lamineuses de la conjonctive, qui entraînera l'opacification et l'épaississement de cette muqueuse?

De ce que des muqueuses, telles que celles du rectum et du vagin exposées trop longtemps au contact de l'air,

(1) *Loc. cit.*, p. 322, t. III.

auraient subi des transformations qui leur donnaient l'aspect de parchemin, quelques-uns ont voulu voir également dans la cutisation de la conjonctive une conséquence de l'action trop prolongée de l'air extérieur ; mais nous leur répondrons avec Fano que, chez des sujets atteints d'hémiplégie faciale, les paupières ne pouvant protéger la conjonctive, celle-ci peut rester pendant des années exposée à l'influence de l'air atmosphérique sans se cutiser.

Nous n'admettons pas davantage l'opinion de Schmidt, de Travers, de Van Ammon, qui regardent le xérosis comme conséquence de l'oblitération des canaux lacrymaux.

L'atrophie de la glande lacrymale ou l'oblitération de ses conduits excréteurs ne pourrait entraîner ni la sécheresse de l'œil, ni, à plus forte raison, la cutisation de la conjonctive.

Un assez grand nombre de chirurgiens, Guérin, Tood, O'Beirn, Larrey, J. Cloquet, ont enlevé complètement la glande lacrymale et n'ont point vu cette extraction suivie d'épaississement de la muqueuse, ni même de sécheresse.

Daniel dit qu'après l'ablation de la glande lacrymale, faite plusieurs fois par lui sur l'homme, pour des tumeurs de nature diverse, les malades conservaient la faculté de pleurer.

Mackenzie rapporte, dans son observation 112, que Larrey enleva toute la glande lacrymale, et que l'œil ne cessa de s'humecter suffisamment pour pouvoir accomplir ses mouvements ordinaires (1).

(1) Sur la malade à laquelle Cloquet enleva la glande lacrymale, Maslieurat-Lagémard a observé et décrit un phénomène bien curieux. Quand, à la suite de contrariété, la patiente avait besoin de pleurer,

Il ne pouvait en être autrement, puisque l'on sait que la surface du globe est lubréfiée surtout par les fluides que sécrète la conjonctive. Nous dirons donc, en résumé, que l'effet a été pris pour la cause, lorsqu'on a fait mention de l'oblitération des canaux lacrymaux comme produisant la cutisation de la conjonctive. Cette obstruction, comme la sécheresse de l'œil tout entier, n'est que la conséquence de l'inflammation, qui a eu pour point de départ la muqueuse oculaire.

Nous arrivons à la cause la plus généralement admise par les auteurs modernes, l'inflammation, la seule que nous admettions nous-même.

Toute irritation locale et longtemps prolongée, comme celle produite par le trichiasis et l'entropion, l'influence de l'air et des corps étrangers dans l'ectropion, les corps étrangers eux-mêmes, peuvent être la cause du xérosis; mais les conjonctivites granuleuses, diphthéritiques et purulentes, sont certainement les causes les plus fréquentes, et, parmi ces dernières, la conjonctivite granuleuse occupe de beaucoup le premier rang, comme nous avons pu le constater par les observations que nous avons recueillies dans les différents ouvrages. Nous en citerons deux cas assez intéressants.

Obs. I. — Empruntée à M. Cuignet (de Lille).

Femme de 56 ans, atteinte de conjonctivite granuleuse double, ancienne et soignée depuis huit à dix mois par les attouchements avec le crayon de cuivre, alternant avec des applications de la dissolution de nitrate d'argent au 1/10e. Le cul-de-sac supérieur et l'inférieur présentent la disposition suivante que je vais décrire pour

---

les paupières du côté opéré se fermaient, se gonflaient et noircissaient. En même temps des élancements violents partaient du point primitivement occupé par la glande et s'irradiaient dans les parties voisines.

l'inférieur seul. En abaissant fortement la paupière, on voit que toute la muqueuse se tend de la cornée au rebord palpébral avec des brides multiples allant de l'une à l'autre, qu'elle est un peu terne à sa surface et grisâtre, qu'elle passe sur la caroncule sans enfoncements autour de cette petite masse charnue, et que le repli semi-lunaire se tend en ligne droite, qu'il est épaissi, raccourci, opacifié à sa surface et même un peu plus sec qu'il ne doit l'être. Si l'on oblige la conjonctive bulbaire à se plisser, on voit qu'elle est parcheminée à un faible degré, moins souple que de coutume, moins luisante et qu'elle ternit la blancheur de la conjonctive sous-jacente. C'est un premier degré de ce qu'on a appelé la cutisation générale de la conjonctive. Les sécrétions ont lieu à peu près comme dans un état catarrhal léger ; la sensibilité de la muqueuse est conservée.

Obs. II. — Tirée du Journal d'ophthalmologie de de Graefe (1).

C'est une femme âgée de 35 ans, Catherine W..., depuis longtemps atteinte d'une conjonctivite granuleuse double.

Elle vit ses yeux s'affaiblir de plus en plus, si bien, qu'en février 1873, quand elle se présenta à l'hôpital, on ne put que constater la perte de la vision et l'existence d'un xérosis complet. L'œil gauche était absolument terne et la cornée ne laissait passer aucun rayon lumineux, il y avait un symblépharon tel, qu'il n'était possible d'apercevoir que la cornée opaque, recouverte de petites lamelles qui se détachaient.

L'œil droit atteint également de xérosis présentait cette affection à un degré moindre ; la malade pouvait à la distance de 5 pouces compter les doigts de la main interposée entre l'œil et la lumière. La cornée était opaque mais à un degré moins avancé que pour l'œil gauche ; l'adhérence entre les conjonctives oculaire et palpébrale était également moins prononcée, de sorte que l'on pouvait constater que cette muqueuse était sèche, pâle, d'une couleur blanchâtre, les points lacrymaux étaient oblitérés et l'entropion était très-prononcé, surtout pour la paupière inférieure

Le cas suivant, rapporté par Sichel, est intéressant. Ici, une brûlure aurait été le point de départ d'une xérophthalmie, en produisant l'entropion et le trichiasis des paupières.

(1) Leipzig, 1875.

Le trichiasis, en effet, est une des causes les mieux connues et le plus justement évoquées comme produisant le xérosis.

OBSERVATION III.

Chez M. C... à Bicêtre, salle Saint-Marcel, n° 5, j'ai eu occasion d'observer en mars 1835 un cas de xérosis de la conjonctive gauche. L'œil avait était atteint d'une brûlure à la suite de laquelle existaient sur les paupières deux cicatrices, mais celle de l'inférieure était bien plus large et peu prononcée. Cet accident, sans doute par l'atrophie du tarse et son recroquevillement, avait déterminé un entropion avec trichiasis.

Ces deux affections ont produit sur la conjonctive sclérienne et cornéenne une inflammation prolongée qui a fini par amener l'épaississement et la cutisation de la muqueuse oculaire, modification particulière qui a reçu le nom de xérosis; l'aspect terne de la cornée sur laquelle il y a un épaississement moins considérable de l'épithélium est très-remarquable ici. La partie inférieure externe de cette membrane est opaque, grisâtre, recouverte de petites cicatrices écailleuses, agglomérées qu'on ne voit bien qu'à un jour très-clair.

La paupière supérieure entre son bord libre et son grand pli transversal est plus convexe qu'à l'état normal, formant une espèce de bourrelet rouge pâle en partie vascularisé par des capillaires fins, et dont la marge inférieure est tournée en arrière. Les cils qui n'existent plus qu'en partie, sont placés par groupes ; leurs pointes réunies en faisceaux ou pinceaux effilés à leur sommet, se recourbent en arrière de manière à brosser pendant chaque mouvement des paupières la surface du globe, et à y maintenir une irritation et une ophthalmie chroniques. A la paupière inférieure qui présente un bourrelet semblable encore plus prononcé mais moins vascularisé, bien que la large cicatrice qui s'étend au-dessous d'elle le soit très-fortement, les cils, au lieu de former des faisceaux sont répartis en deux ou même trois rangées très-irrégulières, dont la postérieure se compose d'un très-petit nombre de cils, tous dirigés en dedans ou en arrière vers la partie la plus rougeâtre de l'épithélium cornéen épaissi, dans lequel ils entretiennent la phlegmasie chronique.

Ceux qui admettent un distichiasis seraient embarrassés de dire s'il existe là une, deux ou trois rangées de cils; en réalité, il n'y en a qu'une seule, mais implantée très-irrégulièremsnt, sur une ligne onduleuse ou en zig zag, qui serpente entre les crêtes antérieure et postérieure du bord libre, lesquelles d'ailleurs, ici comme dans la plupart des cas de blépharite invétérée et de ses affections consécutives, sont arrondies, presque confondues, et bordées de rouge. Nous avons déjà vu, dans d'autres cas de blépharite, surtout ciliaires et lymphatiques, des trichiasis partiels semblables. »

La cutisation de la muqueuse oculaire s'observerait encore, d'après Desmarres (père), dans quelques cas de blépharite glandulaire, avec renversement de la muqueuse en dehors. Sichel rapporte un cas où un entropion et un trichiasis des paupières, consécutifs à une blépharophthalmie chronique, ont été suivis de xérosis des conjonctives. Au moment où l'observation a été prise, la xérophthalmie était incomplète. En voici le texte :

Observation IV.

Homme de 40 ans, observé en 1835 dans le service de Sanson, alors chirurgien en second à l'Hôtel-Dieu.

Les yeux sont affectés de xérosis de la conjonctive à un très-haut degré. L'origine inflammatoire de cette affection est ici très-manifeste. En effet, non-seulement la conjonctive mais encore les paupières offrent des états pathologiques qui sont toujours la suite d'une phlegmasie.

La partie inférieure des paupières supérieures, celle qui est bornée en haut par le pli transversal, est arrondie sous la forme d'un bourrelet qui s'étend d'un angle à l'autre; ce bourrelet est d'une teinte rose pâle et l'on aperçoit à sa surface de nombreux vaisseaux capillaires injectés. Le bord libre, devenu irrégulier par suite de quelques légères crénelures déterminées par l'engorgement inflammatoire, est renversé en arrière vers le globe, d'où il résulte que les cils, en plusieurs endroits, surtout du côté gauche, sont en contact avec le globe oculaire, ce qui constitue un entropion et un certain degré de trichiasis. On n'observe point aux paupières inférieures le gonflement en forme de bourrelet transversal, et leur renversement en dedans n'est bien prononcé qu'à l'œil gauche. Leur bord libre est affecté de cette variété du trichiasis à laquelle on a donné le nom de distichiasis, et qu'il vaut mieux appeler le trichiasis partiel, c'est-à-dire que les cils, au lieu d'être tous implantés sur une seule rangée régulière près de la crête antérieure du bord libre, sont mal alignés ou plutôt disposés en plusieurs séries; et souvent comme cela a lieu de la manière la mieux caractérisée à l'œil droit, en deux séries dont l'une a la position et la direction normales ou à peu près normales, et dont l'autre est plus ou moins rapprochée de la crête palpébrale postérieure et dirigée en arrière. C'est la phlogose chronique qui, en obstruant une partie des canaux par lesquels ils passent, en a forcé un grand nombre à se frayer un nouveau trajet, et, par conséquent, à occuper une seconde ligne, également incomplète, près de la crête postérieure du bord libre. Cette seconde ligne que je n'ai jamais vu exister par un vice congénital de conformation, est plus ou moins en contact avec la surface du globe et y produit une forte irritation. Le nombre des cils déviés est ici très-considérable ; à droite, ceux de la crête antérieure sont beaucoup plus rares, tandis que ceux de la postérieure forment presque une ligne non interrompue ; le contraire a lieu pour la paupière inférieure gauche, où la rangée antérieure est très-fournie, tandis que la postérieure se compose d'un seul petit groupe voisin du grand angle. Cette disposition vicieuse des cils n'a pas peu contribué à augmenter, dans toute la ligne de contact, l'irritation de la surface du globe et l'opacité de la cornée.

La conjonctive oculaire présente une foule de plis verticaux, formant des brides qui deviennent beaucoup plus marquées, plus élevées et plus blanches, quand on tiraille les deux paupières en sens opposé, ou qu'on abaisse la paupière inférieure, comme cela a été fait pour l'œil gauche. Ces brides plus ou moins apparentes, plus ou moins dures, commencent dans le grand pli transversal de la conjonctive, près du bord inféreur, du caritilage-tarse de la paupière inférieure, et de là remontent jusqu'au bord cornéen inférieur. Elles sont presque parallèles et assez régulièrement distancées. Celles placées du côté interne qui n'ont pas en haut pour limite la circonférence inférieure de la cornée, s'étendent tout le long du bord interne de cette membrane, comme il est très-facile de le voir sur le malade à l'œil gauche lorsqu'on tire en bas la partie interne seulement de la paupière inférieure. Arrivées à la partie supérieure, elles se partagent en trois branches qui, laissant entre elles des espaces triangulaires déprimés, vont se perdre au bord supérieur du cartilage-tarse de la paupière supérieure.

Dans les interstices des extrémités supérieures de ces plis on en voit d'autres également verticaux, mais beaucoup plus petits, appartenant à la conjonctive, et qui du tarse de la paupière supérieure se dirigent vers la circonférence cornéenne supérieure. Entre ces fronçures, de même qu'entre les plis verticaux de la partie inférieure de la conjonctive oculaire, toute cette membrane est d'un rouge cinabre uniforme, modérement foncé; mais sa surface, au lieu d'être lisse offre un aspect un peu rude; au lieu d'être unie elle est comme pointillée, couverte de petites élévations microscopiques qui semblent dures. Enfin, la conjonctive qui, à l'état normal est toujours lubrifiées, ici est aride; on n'y voit ni larmes, ni mucus; elle paraît littéralement desséchée, qualité d'où vient à cette maladie le nom de xérosis. Lorsque au lieu de tirailler la paupière inférieure en bas, on la laisse dans la position normale, en faisant diriger le globe en bas, on voit la conjonctive se froncer transversalement et former un ou plusieurs plis horizontaux autour du bord cornéen inférieur.

Cette espèce de sécheresse s'étend même à l'épithélium cornéen qui, au lieu d'être lisse et humide, présente un état analogue à celui que nous venons de décrire dans la conjonctive scléroticale. Cet épithélium est comme dépoli ou recouvert d'une sorte de poussière fine. Sa couleur gris rougeâtre pour la plus grande partie à l'œil droit, est grisâtre à l'œil gauche, où il a encore assez de transparence pour laisser entrevoir la teinte bleuâtre de l'iris.

A l'œil gauche, on voit, en outre dans la partie inférieure de la cornée, trois petites plaques élevées, opaques, blanchâtres, ternes et rugueuses comme de petites écailles, produites par l'épaississement de l'épithélium plus considérable en ces points. On y aperçoit aussi dans plusieurs endroits, surtout près de son bord, une opacité superficielle. Dans l'œil droit on dirait que deux brides, semblables à celles dont nous avons parlé plus haut, se replient sur le bord inférieur interne de la cornée, où on les voit sous forme de stries obliques, opaques, blanchâtres de l'épithélium. Par suite de cette diminution de la transparence du miroir oculaire, la vue est devenue très-trouble; elle suffit à peine pour que le malade puisse se conduire seul; lorsque l'opacité augmentera et deviendra complète, la vision s'abolira entièrement.

Tous les moyens employés par Sanson, traitement antiphlogistique, purgatifs, vésicatoires, collyres adoucissants et astringents, etc. n'ont amendé en rien cette affection qui, dans l'état actuel de la science, est absolument incurable.

D'autres causes, tenant à des affections variées de l'œil, ont été indiquées, telles que les kératites invétérées, la sclérotite, l'irido-choroïdite, le glaucôme chronique, le staphylôme, les tumeurs de la conjonctive, les frottements d'un œil d'émail, etc. Mais nous ne faisons que les énumérer, n'ayant pas d'observations sur lesquelles nous puissions baser cette étiologie. Galezowski est le seul à faire mention d'un xérosis localisé à la cornée, qu'il a observé sur un malade du professeur Richet, affecté d'un staphylôme de cette membrane. Mais est-ce là un véritable xérosis?

Le traumatisme, lui aussi, a été invoqué comme cause rare, il est vrai, mais possible, de la xérophthalmie. L'observation suivante, relatée dans Mackenzie, viendrait à l'appui de cette opinion.

Obsertation V.

Agnès Mackinnon, âgée de 26 ans, se présente à Glasgow Eye Infirmary, le 26 mars 1833, dans les circonstances suivantes :

Sa conjonctive des deux yeux est rouge, et a évidemment souffert d'inflammation pendant longtemps. Celle de l'œil droit surtout est d'un rouge foncé et dans le point où elle se porte de la paupière inférieure sur le globe de l'œil, offre une teinte olive, suite de l'usage fréquent de la solution de nitrate d'argent.

La conjonctive gauche semble recouverte par la peau : elle est en plusieurs points d'une couleur blanchâtre, et la face interne de la paupière supérieure paraît le siége d'une cicatrice. Elle est partout plus sèche qu'à l'éat normal et semble presque complètement privée de la sécrétion muqueuse qui lui est propre. La malade dit que cet œil fournit beaucoup moins de larmes que le droit. L'extrémité nasale de la paupière inférieure a une tendance au symblépharon; la conjonctive, lorsque la malade tourne l'œil en haut et en dehors, forme une bride qui empêche l'œil de se mouvoir librement. Il existe à gauche un léger entropion, et quelques-uns des cils frottent contre la surface du globe de l'œil ; de nombreux vaisseaux s'y ramifient sur la cornée.

La malade dit qu'elle est, depuis 8 ans, sujette aux attaques d'ophthalmie dont la première s'est montrée à l'œil gauche, à la suite d'un coup de navette.

Les conjonctives n'ont jamais été scarifiées ni touchées avec un caustique solide. Elle n'a jamais subi d'autre opération pour son entropion, que l'arrachement des cils déviés.

On enlève ces derniers, et l'on prescrit de baigner les yeux trois fois par jour dans une solution tiède de 10 grains de muriate d'ammoniaque et 20 grains de gomme arabique dans 8 onces d'eau.

Il est quelques affections de nature inflammatoire qui donnent lieu, du côté de la conjonctive, aux mêmes phénomènes que le xérosis : nous voulons parler des brûlures (1), des pertes de substances consécutives à l'action d'agents escharotiques, tels que les acides ou l'action prolongée de collyres trop cathérétiques.

Mais, dans ce cas, ce n'est plus une xérophthalmie, ce n'est plus cette cutisation telle que nous l'avons définie, une sclérose de la conjonctive, c'est une transformation de cette muqueuse en un véritable tissu de cicatrice, tissu inodulaire, avec tous ses caractères. C'est ce qui constitue pour nous le *xérosis glabra* ou *partiel* de quelques auteurs.

(1) Certains caustiques métalliques (azotate d'argent, chlorure de zinc) donnent lieu à une conjonctivite très-intense et à une opacité de la cornée qui peut durer infiniment.

Thompson a décrit en 1840 l'opacité de la cornée produite par l'application d'acide sulfurique.

La chaux vive coagule les matières albumineuses de la cornée et détruit cette membrane qui finit par se détacher.

On peut résumer en trois points l'action des différents caustiques :

1° Opacité rapide de la cornée (sans mortification constante).

2° Eschares qui peuvent comprendre la conjonctive.

3° Ophthalmite et fonte purulente de l'œil.

Comme on peut le voir par tout ce qui précède, nous ne reconnaissons comme xérosis que l'affection qui, consécutive à une inflammation chronique, atteint toute l'épaisseur de la conjonctive et non l'épithélium seul. C'est dire que la xérophthalmie tend essentiellement, par sa marche envahissante, à se généraliser et nullement à se localiser. Nous en trouvons la preuve dans toutes les observations que nous reproduisons. Dans aucune d'elles, la maladie ne s'est limitée en un point, et toujours les deux yeux ont été atteints. C'est dire également que nous ne regardons pas comme une xérophthalmie les brûlures ou les pertes de substances qui peuvent avoir différents siéges.

Que si, à la suite de brûlure, il survient du trichiasis et un entropion, et consécutivement du xérosis, c'est ce que nous ne comptons pas nier, et une de nos observations en fait foi ; mais, dans ce cas, ce n'est pas la brûlure elle-même qui doit être invoquée comme cause, mais bien le trichiasis.

Nous ne rangeons enfin pas dans les xérosis ces opacités cornéennes ou locales, telles que celle rapportée par Galezowski, et qui siégeait au sommet d'un staphylôme, pas plus que cette forme de xérophthalmie particulière, dite épithéliale, coïncidant avec l'héméralopie, qu'ont décrite Bitot, Villemin (1), Netter (2).

Dans ce cas, dit Abadie (3), il s'agissait d'une desquamation abondante de cellules épithéliales se reproduisant et repullulant avec une très-grande rapidité. Le processus était localisé dans les parties de la conjonctive bul-

(1) *Gazette médicale*, 22 mai 1863.
(2) *Gazette médicale*, 1863, p. 565.
(3) Abadie, Traité des maladies des yeux (sous presse).

baire qui, n'étant pas recouvertes par les paupières, restent exposées à l'air ; la cornée restait quelquefois intacte.

Admettant l'inflammation seule comme cause de la maladie que nous traitons, nous reconnaissons, bien entendu, toutes les causes qui sont le point de départ de cette phlegmasie, et nous avons cité par ordre de fréquence : les conjonctivites, granuleuse, purulente, diphthéritique, etc.

Mais, vu le nombre considérable de conjonctivites chroniques et la quantité relativement infime de xérosis consécutifs, nous nous sommes demandé si nous avions épuisé toutes les causes qu'on pouvait invoquer et si quelques états généraux ne dominaient pas toute la scène.

Les observations que nous donnons plus loin nous ont permis de résoudre cette question par l'affirmative, et, pour nous, nous n'hésitons pas à croire que certains états généraux de l'économie faciliteraient singulièrement la terminaison par xérosis des affections inflammatoires (1) de la conjonctive, grâce à l'état de chronicité qu'elles entretiennent (2).

(1) Nous savons très-bien que l'influence des diathèses sur la marche des affections oculaires a été niée par beaucoup d'auteurs. Ainsi nous trouvons cette conclusion dans l'ouvrage de Fano, à l'article Inflammation : « On ne saurait nier qu'il existe un certain nombre de phlegmasies oculaires, qui se produisent sous l'influence de causes bien déterminées et toujours les mêmes. Celles-ci méritent le nom d'ophthalmies spécifiques, telles sont les ophthalmies syphilitiques, varioleuses, blennorrhagiques, etc. D'autres, et ce sont les plus nombreuses, reconnaissent des causes variées non uniformes ; ce ne sont plus des ophthalmies spécifiques, Un certain nombre de diathèses, telles que la scrofuleuse, la rhumatismale, l'arthritique, la dartreuse ne semblent pas, comme on l'a cru, exercer une influence spéciale sur la production des phlegmasies oculaires. »

(2) Dans « les quelques remarques sur l'ophthalmie d'Algérie, »

Qui n'a pas été témoin de ces interminables conjonctivites des scrofuleux? et l'influence de la constitution et du tempérament individuel sur leur développement n'est pas douteuse!

La conjonctivite papuleuse, par exemple, qui est une forme extrêmement fréquente de conjonctivite, n'est-elle pas considérée, dans la plupart des cas, comme une manifestation de la scrofule? Elle est l'apanage, en effet, dit S. Duplay, de ces enfants pâles, blonds, chétifs, et qui présentent simultanément des otorrhées, du coryzas, des engorgements ganglionnaires, de l'impétigo de la face et du cuir chevelu.

M. Champouillon déclare qu'aucune maladie ne lui a paru donner à l'ophthalmie une force de résistance aussi grande que la dartre.

Blazy, dans sa thèse inaugurale de 1873 sur les éruptions de la conjonctive, conclut ainsi « l'impression générale qui me paraît surgir de ces recherches et qui s'impose obstinément à mon esprit, c'est que toutes les affections éruptives, quelles qu'elles soient, peuvent se montrer sur la conjonctive et suivre là une évolution toujours commandée par la nature de la maladie qui a présidé à leur apparition. Elles pourront être modifiées dans leur aspect, dans leur marche et acquérir une importance nosologique qu'elles n'avaient pas, en conséquence de l'organe sur lequel elles se fixent, mais conservant néanmoins les traits principaux qui les rattachent à leur origine. » Il admet donc que toute espèce d'éruptions peut apparaître sur la conjonctive, mais, ajoute-t-il, les divers groupes en lesquels on a partagé les affections dartreuses n'ont pas la même tendance à envahir la muqueuse oculo-palpébrale : si nous les rangeons par ordre de fréquence, en première ligne figurera l'eczéma et l'herpès que M. Hardy ne sépare pas, puis le pityriasis, le psoriasis et le lichen.

Demours lui aussi écrivait : « l'ophthalmie, due à un principe arthritique, produit quelquefois des désordres que l'on peut comparer à ceux produits par un principe syphilitique. »

Hermanowicz, du Caire, dans sa thèse sur la xérophthalmie, avoue qu'il partage l'opinion de Sichel père, en ce qu'il faut avant tout que la personne présente une constitution lymphatique ou scrofuleuse pour que la maladie puisse se développer.

Comme on peut le voir, l'influence diathésique sur la marche de a conjonctivite niée par quelques auteurs a été admise par d'autres.

La conjonctivite pustuleuse ne traduit-elle pas, elle aussi, bien souvent un état général de l'organisme (1)?

Ces maladies constitutionnelles seraient pour nous la scrofule, l'herpétisme, l'arthritisme. Nous en trouvons un exemple dans les quatre observations suivantes, qui ont été recueillies : la première par nous, dans le service de de M. Terrier, à l'infirmerie de la Salpêtrière ; la seconde, par Wecker, qui l'a publiée dans un journal allemand (2); les deux autres ont été données comme exemples de pemphigus survenant sur des muqueuses, et la lésion de la conjonctive n'y est indiquée que comme accessoire.

Observation VI. — (Personnelle).

Marie D..., veuve, 64 ans, avait toujours joui d'une santé excellente. Pas de gourmes dans son enfance, ni de maladies des yeux, rien en un mot de scrofuleux.

Nous ne trouvons rien du côté de l'hérédité; son père est mort à 106 ans et sa mère à 98. Mais de son côté, elle a eu deux enfants, dont l'un est mort à 20 ans d'une affection de poitrine, l'autre à 30, de phthisie pulmonaire.

A 24 ans, notre malade eut une très-légère conjonctivite, dont elle se débarrassa en trois ou quatre jours et sans faire de traite-

(1) Cet état général n'est pas un, il y a évidemment des cas où la même lésion anatomique est l'expression de diathèses fort différentes. C'est ainsi, dit encore Duplay, que certaines conjonctivites pustuleuses doivent être considérées comme des zonas de la branche ophthalmique, d'autres se rattachent à l'eczéma arthritique ou dartreux ; enfin le psoriasis, quand il s'étend de la peau à la muqueuse oculaire, détermine de petites élevures et des conjonctivites extrêmement tenaces. Daumic rapporte que, sous l'influence d'un embarras gastrique il vit apparaître chez un homme de trente cinq ans, en même temps que l'herpès du nez et des lèvres, des vésicules sur la conjonctive. Lui-même, à la suite du contact d'une matière virulente sur la conjonctive, vit se développer deux papules qui paraissaient n'avoir aucun caractère spécifique. »

Hardy signale l'herpès de la cornée dans un cas qu'il a observé.

(2) *Klinische Monatsblätter für Augenheilkunde*, t. VI, p. 232.

ment. Interrogée avec soin, pour savoir si à cette époque elle a eu quelques manifestations cutanées, elle nous affirme n'avoir jamais rien observé, et que c'est la première fois de sa vie qu'elle est atteinte en ce moment d'une maladie de peau.

Marchande de vin, elle exerce une profession pénible, mais qui ne l'expose pas à des maladies particulières, enfin notre femme arrive à l'âge de 61 ans, sans jamais avoir été malade.

Pas de syphilis, pas de goutte, pas de rhumatisme, et nous avons dit pas de scrofule.

En 1873, à peu près vers le mois de juillet, Marie D... fut atteinte après un violent chagrin, dit-elle, et avoir beaucoup pleuré, d'une vive inflammation de l'œil gauche, avec douleurs péri-orbitaires; les paupières tuméfiées et boursouflées ne lui permirent pas de quelques jours d'ouvrir l'œil malade. La fluxion un peu amendée, notre malade remarqua que l'œil était rouge et enflammé, en même temps qu'il était le siége de picotements assez violents. La paupière inférieure surtout était douloureuse et présentait du gonflement sur son bord. Quelques remèdes recommandés par les voisins n'ayant produit aucune amélioration, un médecin fut appelé. Il enleva des cils, dit la malade, et ordonna un collyre au sulfate de zinc.

Le soulagement ne fut que momentané, car la conjonctivite persista et les douleurs des paupières reprirent plus d'intensité. A plusieurs reprises le médecin enleva des cils à la paupière inférieure surtout.

Pas de douleurs profondes, pas de migraines, pas de viscéralgies. L'œil voit très-bien et ses sécrétions sont normales. Mais surviennent des démangeaisons aux jambes, qui sont vives surtout pendant la nuit, elles ont pour siége les genoux et la surface dorsale des pieds. C'est alors que la malade s'aperçoit de plaques larges et recouvertes de squames épaisses et blanches siégeant aux coudes et aux genoux, semblables à celles qu'elle porte encore aujourd'hui. Elle ne fit aucun traitement et ne consulta personne, cependant l'œil était toujours dans le même état, et elle se décida à aller à la consultation de la Pitié. Là on lui prescrivit un collyre d'abord, puis de la pommade, c'est là tout ce que la malade peut nous raconter sur son état à cette époque et sur le traitement auquel on la soumit. Ce qu'elle sait de plus précis, c'est que, à cette consultation aussi, on lui arracha des cils à plusieurs reprises. MM. Sichel et Galezowski la soignèrent à leur tour pendant quelques temps, et lui ordonnèrent des collyres, mais ne lui cautérisèrent jamais les paupières, preuve évidente pour nous qu'elles n'étaient pas atteintes de granulations.

En mars 1874, elle s'aperçut que la vue commençait à baisser de l'œil malade, et comme ses ressources allaient s'amoindrissant, elle entra le 1er mai dans le service de M. Labbé, à la Pitié où elle resta jusqu'en janvier 1875. Pendant ce séjour de huit mois, son état ne fit qu'empirer, et l'œil droit qui jusqu'ici avait été épargné, et qui lui permettait même « d'enfiler des aiguilles, » se prit à son tour, mais insensiblement, sans qu'il y eût une vive inflammation, ni des poussées successives, sans qu'on fût obligé d'enlever des cils. Pour tout traitement on lui donna quelques collyres, et M. Labbé lui parlait d'une opération, dans le but de la retenir à l'hôpital ou de l'y voir rentrer plus tard pour observer ce cas intéressant, lorsqu'elle voulut sortir pour venir à la Salpêtrière.

A ce moment, janvier 1875, elle voyait juste assez pour se conduire, et de l'œil droit seulement, le gauche avait peine à distinguer la lumière.

C'est le 6 juin seulement qu'elle entra à l'infirmerie de la Salpêtrière et qu'il nous fut possible d'examiner l'état de ses yeux.

Œil gauche. — Un ankyloblépharon occupant le tiers interne et externe des paupières ne permet de relever ces dernières que dans de faibles limites. On remarque du trichiasis de la paupière supérieure, mais peu marqué, les cils sont conservés intacts à l'inférieure, ils sont petits, il est vrai et peu abondants, mais ils n'ont pas de déviation vicieuse.

Quand on a soulevé les deux voiles palpébraux, on voit immédiatement un espace bien limité par les paupières qui adhèrent de tous côtés au globe oculaire ; cet espace blanc sale paraît épaissi et comme recouvert d'un voile analogue à la membrane clignotante des oiseaux, il y a aridité complète de toute cette surface parcheminée, de laquelle se détachent des lamelles blanchâtres également. Cette partie que nous avons sous les yeux est la cornée qui a subi, dans son épithélium, des modifications que nous indiquerons dans notre anatomie pathologique. Le matin, il nous est arrivé fréquemment en écartant les paupières, de trouver accumulées sur leur bord libre, de petites croûtes blanchâtres que nous enlevions avec l'extrémité de l'ongle. C'est là un indice qui nous porte à penser ue toute sécrétion des glandes de Meibomius n'est pas entièrement supprimée.

La sensation est obtuse, nous promenons l'extrémité du doigt sur le globe, et la malade le supporte très-facilement, elle sent cependant qu'on la touche en ce point.

Les paupières elles-mêmes, prises entre les doigts, ne semblent pas épaissies, mais, quand on cherche à les détacher du globe, on sent une résistance qui prouve bien l'adhérence qui existe entre le bulbe et la paupière. L'œil n'est pas diminué de volume, et il est probable qu'il est intact jusqu'à présent derrière cette membrane opaque, car les phosphènes sont bien perçus. Quant à la lumière, il faut qu'elle soit vive pour que la malade puisse la distinguer; c'est en vain que l'on met de la glycérine ou de la salive sur cette cornée, la perception n'est pas améliorée.

Œil droit.— L'adhérence des paupières est bien moins prononcée, l'espace que l'on peut distinguer en les soulevant est plus considérable que pour l'œil gauche. L'aspect change ici, nous n'avons plus sous les yeux la cornée opacifiée et épaissie, mais une partie de la conjonctive boursouflée, rouge cuivré, formant des plis multiples et se prolongeant sur la cornée même à sa partie inférieure et latérale droite. En tirant en bas la paupière inférieure, on voit un vestige de cul-de-sac offrant cette couleur cuivrée dont nous avons parlé. De plus, toute cette surface ne paraît pas sèche et ne laisse pas tomber de lamelles furfuracées, elle semble au contraire lubréfiée dans une faible mesure. De ce côté aussi, des croûtes se forment adhérentes aux cils.

Ceux-ci, réguliers, sont déviés en partie vers le globe, il y a un peu d'entropion de la paupière supérieure. On distingue très-bien un pli de la conjonctive plus marqué, qui se dirige vers l'angle interne. L'adhérence des paupières et du globe est moindre que du côté gauche, la sensibilité est également un peu moins obtuse et la perception quantitative de la lumière plus marquée. La consistance de cet œil n'a rien à signaler, elle ne diffère pas de celle de l'œil opposé. Un papier de tournesol introduit entre les paupières permet de constater la réaction alcaline des larmes, ce que nous ne pourrions faire du côté gauche, l'œil étant d'une sécheresse complète.

Depuis le mois de juin jusqu'à ce jour, la rétraction conjonctivale n'a cessé de faire des progrès, mais la marche a été insensible et l'œil droit n'est pas encore arrivé au degré de cutisation qu'a atteint le gauche.

Pas de douleurs, même à la pression, jamais de maux de tête. Il y a blépharospasme très-prononcé des deux yeux.

Sur les coudes et les genoux nous remarquons des plaques assez larges de *psoriasis*. Ces plaques qui ont débuté il y a trois ans, en même temps que l'ophthalmie de notre malade, sont encore très-apparentes. Elles font saillie au-dessus des parties environnantes, et sont recouvertes de squames furfuracées qui ne sont autre chose que des lamelles épidermiques adhérentes à la surface de la peau. Aujourd'hui ce psoriasis est moins apparent qu'il y a un mois, les squames sont détachées, et la peau apparaît au-dessous, cuivrée.

Depuis que cette malade est dans le service, on l'a soumise à toute espèce de traitement sans que l'on ait pu enrayer la marche de cette affection. En ce moment encore elle porte la trace d'un petit vésicatoire sur la paroi externe de l'orbite. Cependant, nous serions très-porté à penser que ces plaques de psoriasis des genoux et des coudes se sont amendées sous l'influence de la médication générale à laquelle elle est soumise depuis quelque temps déjà. (Médication arsenicale.)

Certes nous regrettons de ne pouvoir donner plus de détails sur la marche de cette xéropthalmie, quand il eût été intéressant d'avoir pour ainsi dire jour par jour la description de l'état de cette malade. Cependant, il n'en reste pas moins acquis, pour nous, que dans ce cas le psoriasis de la conjonctive (1) a été la cause du xérosis que nous constatons aujourd'hui. Voilà en effet une ophthalmie aiguë qui se déclare, sans qu'on puisse en saisir la cause, sur un sujet de 64 ans. Pas d'entropion, pas d'ectropion antérieur, pas de déviation des cils, pas

(1) Le psoriasis de la conjonctive, comme le pemphigus, n'est certainement pas connu et ne se rencontre pas journellement. Cependant on ne saurait affirmer qu'il n'existe pas, comme l'ont fait quelques auteurs. D'autres observateurs l'ont au contraire indiqué : nous trouvons par exemple dans l'ouvrage de M. Duplay cette idée clairement exprimée que certaines maladies de la peau s'étendent parfois jusque sur la conjonctive : « Certaines maladies de peau invétérées, dit-il, comme le psoriasis, s'étendent parfois jusqu'à la conjonctive, et déterminent des ophthalmies rebelles à toute espèce de traitement. Il est clair que, dans ces cas, la cause relève d'une influence plus générale, et c'est sur les antécédents du malade et la nature de l'affection cutanée que l'on devra baser le diagnostic et le traitement de l'affection oculaire.

de granulations conjonctivales, pas de syphilis, mais, circonstance frappante, en même temps que l'ophthalmie se déclare, survient une affection cutanée bien caractérisée. Est-il donc surprenant d'admettre que cette maladie de la peau se soit étendue jusque sur la conjonctive, au même titre que nous voyons le psoriasis atteindre d'autres muqueuses, celle du vagin par exemple? au même titre également que nous voyons le pemphigus atteindre les muqueuses buccale, nasale, celles du larynx de l'œsophage, du conduit auditif, etc.

Mais il y plus. Le psoriasis localisé sur les muqueuses y produirait des altérations particulières et leur communiquerait, selon M. Terrier, une coloration toute spéciale. Dans un cas qu'il a été donné à ce chirurgien d'observer, le psoriasis avait envahi une partie de la muqueuse vaginale, et y avait produit un rétrécissement tel qu'il était impossible de franchir cet obstacle avec le doigt, qui auparavant pouvait librement atteindre le col. En même temps on pouvait constater cette coloration cuivrée, spéciale à ce genre de lésion.

Cette coloration, nous la retrouvons à l'œil droit de notre malade qui n'est pas encore arrivé à un degré complet de xérosis, autre signe qui nous confirme dans notre opinion.

L'observation suivante (1), due à de Wecker, nous présente un xérosis prononcé consécutif à un pemphigus de la conjonctif. Nous la donnons telle qu'elle a été publiée.

Observation VII. — M. Wecker.

M. Raguet, âgé de 68 ans, souffre depuis douze ans d'un pemphigus qui se borne exclusivement à la figure (nez et les environs)

(1) *Klinische Monatsblätter für Augenheilkunde*, t. VI, p. 232.

et à la membrane muqueuse buccale, l'état général du malade est bon.

Depuis six ans, le malade suit le traitement de M. le professeur Hardy, qui l'a soumis à plusieurs reprises au traitement arsenical sans pouvoir empêcher le mal de s'étendre. Un an après l'apparition de l'éruption, les yeux commençaient à rougir, il sortait un peu de chassie, qui a cédé à un collyre de sulfate de zinc.

En 1862, le malade a consulté le Dr Sichel pour une rechute d'hyperémie des yeux. Notre collègue a donné le diagnostic suivant : conjonctivite palpébro-oculaire, avec brides du grand pli, disposition dyscrasique. Un an plus tard, le malade consulta un docteur allemand résidant à Paris, qui croyait devoir attribuer l'irritation continuelle de la conjonctive à une stagnation de larmes et qui a sondé le canal lacrymal du malade en question. Ce cathétérisme du canal des deux yeux a été fait d'après la méthode Bowman. Il n'a fait qu'augmenter l'excitation des yeux.

La bride du grand pli, qui a été mentionnée par Sichel, s'étendait du grand pli à l'angle de l'œil et s'avançait vers la cornée ; de là, le mouvement de l'œil gauche est devenu de plus en plus difficile. Il se développa une ulcération de la cornée. Quinze mois après, le cathétérisme du canal lacrymal, l'œil est devenu le siége d'un symblépharon complet.

Lorsque le malade se présenta pour la première fois chez moi, j'ai cru que les yeux avaient été soumis à une cautérisation très-violente et souvent répétée. Il semble que les bords de la paupière de l'œil gauche soient adhérents au globe de l'œil, il y a un petit canal profond de deux millimètres. Enfin l'espace entre la paupière est de six millimètres de hauteur. La partie visible de la cornée est le siége d'un xérosis prononcé. Le malade ne peut rien voir que la quantité de la lumière.

L'œil droit est moins lésé, quoique les bords de la paupière soient collés au globe dans les deux tiers supérieurs. L'angle externe est effacé ; quand on ouvre les paupières, il reforme un pli vertical vers le bord externe de la cornée. Les bords des paupières sont arrondis et garnis de cils rares et en mauvais état.

La conjonctive est hyperémiée et couverte d'une couche épithéliale. La cornée est tout à fait normale ; seulement l'œil est incommodé par la sécrétion des larmes et de la chassie.

Le malade nous dit que l'œil s'enflamme de temps en temps. Cette inflammation douloureuse dure de trois à quatre jours. Ayant l'occasion de voir M. Raguet pendant plusieurs mois, j'ai pu me confirmer dans la pensée que cette exacerbation résulte d'une éruption de pemphigus, comme il s'en forme toutes les trois ou quatre semaines sur le nez et la figure.

Deux fois le malade se présenta chez moi avec un œil beaucoup plus rouge que d'habitude, et j'ai trouvé toutes les fois sur la conjonctive, tout près du pli conjonctival, une élevure de couleur grise de la grandeur d'une grosse lentille. Cette bulle paraît contenir un liquide trouble.

Vingt-quatre heures après, la conjonctive montre à la même place une érosion couverte d'une concrétion desséchée et qui paraît tout à fait guérie au bout de deux jours. Toutes les fois qu'il y a des excitations, le sac conjonctival se raccourcit de plus en plus et le mouvement de la paupière devient difficile parce que l'adhérence fait des progrès.

Notre traitement consiste à épiler les cils et à laver l'œil avec une lotion de sel de plomb. Nous faisons faire également des onctions de glycérine sur la conjonctive et les paupières.

Comme médication interne, nous avons fait prendre de l'arsenic.

Observation VIII.

Le cas que nous rapportons ici a été observé par M. le professeur Lasègue :

M. R..., 60 ans, robuste, sujet à de fréquentes migraines et à des troubles digestifs, va, il y a sept ou huit ans, aux eaux de Kissengen. Il en revient après la cure complètement guéri des accidents incommodes qu'il éprouvait.

Un an plus tard, il se plaint d'une gingivite localisée, limitée aux dents incisives de la mâchoire inférieure et simulant à s'y méprendre la diphthérie gingivale. On essàie inutilement les moyens classiques avec une persévérance que l'insuccès ne décourage pas. Le pronostic est fâcheux, le malade est menacé de la perte des dents qui doivent se déchausser. Cette prévision n'est pas justifiée par l'événement, et la lésion se maintient depuis son début sans variation, mais aussi sans entraîner des conséquences qu'il était raisonnable de prévoir.

Peu de temps après, M. R... accuse une sensation douloureuse sur l'aile du nez. L'épiderme se détache sur un espace de la grandeur d'une pièce de cinquante centimes; il s'exfolie sans qu'il ait été possible à aucune période de découvrir une bulle remplie du liquide.

Un peu plus tard, la paupière gauche devient le siége du mal. Il s'établit lentement des adhérences entre la paupière inférieure et la conjonctive oculaire. Le mal qui envahit graduellement, ou plutôt par soubresauts, la cornée est désigné sous le nom de xérose palpébrale, en tenant plus compte de ses conséquences que de sa nature. Aujourd'hui l'œil gauche est perdu pour la vision.

Presque à la même époque une angine se déclare, la déglutition est gênée. Deux plaques blanches de moins d'un centimètre de diamètre se montrent l'une sur le pilier antérieur, l'autre sur le pharynx. Ces plaques disparurent après quelques semaines, grâce à quelques gargarismes au ratanhia.

Depuis lors, des accidents analogues se sont reproduits à diverses reprises, et il ne s'est pas écoulé moins de quatre ans, à dater des premières manifestations. Le malade n'a jamais eu d'éruptions semblables sur les joues ou sur la voûte palatine (1).

Une nouvelle plaque de pemphigus sec s'est produite depuis sur la paupière inférieure droite avec des lésions jusqu'ici moins inquiétantes.

J'ajouterai que le malade est indemne de tout antécédent syphylitique; que l'éruption ne s'est, dans aucun temps, propagé au-delà du nez, de la bouche, des yeux et des narines, qu'enfin toutes les médications générales ou toxiques ont été également impuissantes.

Dans sa thèse inaugurale de Paris, le Dr Hassan du Caire, a publié une observation de pemphigus de la conjonctive oculo-palpébrale (2), qui a donné lieu au premier

(1) Cette observation a été donnée surtout à cause de l'intérêt quelle présente au point de vue de l'angine, la lésion oculaire n'y est pas décrite avec tous les détails que nous aurions désirés, mais elle n'en présente pas moins pour nous le plus vif intérêt et nous sommes heureux de la publier dans notre thèse.

(2) Il existe dans la science un très-petit nombre d'observations de pemphigus de la conjonctive, Alibert l'a signalé, White Cooper en a publié un cas dans l'*Ophthalmic Hospital Reports*. Londres, 1857-58-59. Wecker et Hardy en ont également donné une observation.

degré d'un xérosis. On n'a pu observer le malade plus longtemps, il mourut d'une affection intercurrente.

Observation IX.

Le nommé S. P..., 71 ans, est entré le 11 août 1868 à l'hôpital Saint-Louis, dans le service de M. Bazin, alors suppléé par M. Hardy.

Ce malade nous apprend qu'il a eu la petite vérole à l'âge de 8 ans, qu'à 60 ans il a eu un pemphigus dont on l'a très-bien guéri, mais jamais il n'a eu mal aux yeux.

Au mois de juillet 1868, le malade a été atteint d'un pemphigus foliacé qui a envahi tout le corps, sans épargner le cuir chevelu et les deux conduits auditifs externes.

Il s'était formé, il y a deux ans, une ulcération à l'angle externe de l'œil gauche. Cette ulcération est aujourd'hui triangulaire, son sommet regarde en dehors et en bas, la base en haut et en dedans, vers les paupières. Elle est indolente, d'un blanc grisâtre, à bords un peu saillants, irréguliers et déchiquetés, enfin, elle fournit un pus mal lié. C'est une ulcération cancroïdale.

Après un mois de séjour à l'hôpital, le malade présente les yeux rouges comme dans la conjonctivite simple et on ordonne un collyre au sulfate de zinc.

Malgré deux lotions continuées pendant un mois avec ce collyre, le mal ne cède pas, la rougeur a même augmenté. Un examen minutieux fait découvrir les particularités suivantes : les bords des paupières sont un peu enflés, rouges, mouillés de larmes et de mucosités ; on y voit même de petites croûtes lamelleuses. L'ectropion qui est surtout marqué aux paupières supérieures, reconnaît pour cause le recouvrement de la peau, dû aux nombreuses éruptions pemphigoïdes et à l'œdème de la face interne des paupières recouvertes toutes les deux par une muqueuse phlogosée et même un peu épaissie. Les paupières, surtout les inférieures, sont dépourvues de cils et laissent voir à la loupe de petites ulcérations et une véritable hypertrophie des glandes de Meibomius (blépharite cilio-glandulaire).

La conjonctive oculaire est rouge à droite et à gauche, mais surtout à gauche ; elle est œdémateuse et présente de nombreux vaisseaux injectés de sang. Cette hyperémie s'étend à la conjonctive oculo-palpébrale des deux yeux. A la partie interne de l'œil gauche, la conjonctive n'a plus son poli ordinaire et l'on voit sur elle trois petites bulles, mais la cornée est intacte, le malade voit bien. Pas de photophobie, très-peu de larmoiement. Dans le milieu de la journée, on trouve, alors que le malade est éveillé depuis longtemps, un amas considérable de mucosités. Traitement : arsenic, collyre au sulfate de zinc.

Le 23 août, le malade a eu une poussée générale très-forte sur le corps et les yeux n'ont pas été épargnés ; on voit des bulles dans le cul-de-sac oculo-palpébral gauche, mais en moindre abondance dans le cul-de-sac droit. Des adhérences qui se sont établies entre la conjonctive de la paupière supérieure et la conjonctive oculaire correspondante rendent très-difficile et même impossible le renversement des paupières supérieures. L'ouverture même des paupières est rétrécie par les adhérences que la conjonctivite et la blépharite ont provoquées. L'œil gauche présente une cornée terne, dépolie offrant à sa partie inférieure une petite vésicule.

Le 6 novembre, sur la conjonctive gauche il n'y a que des érosions, mais la cornée est ulcérée, et son feuillet le plus interne fait hernie à travers cette ulcération poussée par l'humeur aqueuse.

Aux observations précédentes, nous en joignons quelques autres qui nous ont paru utiles en ce qu'elles correspondent très-bien à notre manière d'envisager le xérosis.

Tandis que nos cinq premières observations nous montrent des xérophthalmies consécutives à des affections locales, toutes les suivantes au contraire, nous présentent des xérosis consécutifs à des affections locales, il est vrai, mais sous l'influence de maladies constitutionnelles.

Dans les cinq premières, les auteurs ont complètement négligé de nous parler de l'état général de chaque individu porteur de lésions inflammatoires initiales ; dans les autres, au contraire, nous ne trouvons pas cette lacune, ou du moins l'état diasthésique de chaque sujet nous est indiqué par les manifestations et symptômes que l'on n'a pas omis de mentionner.

OBSERVATION X. — Service de M. Velpeau.

En février 1837, était couché à l'hôpital de la Charité, salle Saint-Vierge, nº 28, clinique de Velpeau, le nommé Soisson Pierre, de Ségur (Cantal), âgé de 45 ans. Il a cinq pieds trois pouces, il est bien musclé et doué d'une bonne constitution. A l'âge de 24 ans, il a quitté Ségur où il était domestique. Il a séjourné ensuite à Lyon pendant cinq ans chez un négociant, et depuis seize ans il est garçon d'hôtel à Paris. Il s'est toujours bien nourri. Il n'a jamais habité de lieux froids et humides. Il n'a jamais passé la nuit dans les champs. Ses parents n'ont point éprouvé de maladies d'yeux graves. A l'âge de cinq ans Soisson a eu la variole qui a failli lui devenir funeste. Immédiatement après, sa tête s'est couverte de gourmes qui ont persisté pendant trois ans. Environ six mois après la variole, et en même temps que les gourmes, les ganglions sous-maxillaires gauches se sont engorgés. A la suite un abcès s'est formé au-dessous de la région parotidienne du même côté. Cet abcès s'est ouvert spontanément après trois semaines, et a fourni du pus pendant plus d'un an. Enfin l'ouverture s'est fermée ; on voit encore aujourd'hui les traces de la cicatrice. Peu de temps après l'ouverture spontanée de l'abcès, l'oreille gauche a fourni un suintement séro-purulent qui persista pendant environ douze ans. L'oreille droite et les ganglions sous-maxillaires du même côté n'ont jamais été affectés. Soisson n'a jamais éprouvé de douleurs dans les oreilles; il n'a parlé que de quelques élancements passagers à la tête, en mars, 1836. Il a eu deux fois la gale à dix-sept et à vingt-trois ans. Il nous dit s'en être toujours débarrassé après trois semaines de traitement. Il n'a pas employé le soufre ; il se frottait les parties affectées avec une pâte composée avec du beurre et du bois de cerisier. Dans les deux cas, la guérison n'a été entravée ni suivie d'aucun accident. A l'âge de vingt-neuf ans Soisson a contracté la syphilis. Un écoulement qui a persisté plusieurs mois a été accompagné de chancres à la verge, d'ulcérations dans le fond de la gorge et dans la bouche. Il dit qu'il ne s'est jamais soumis à aucun traitement anti-syphilitique régulier. Il n'a employé aucune préparation mercurielle. Les chancres de la verge ont disparu. Mais le malade nous dit qu'il en reste encore des traces dans le fond du gosier. Cependant nous ne trouvons sur le pilier gauche que quelques plaques rouges. Mais à la partie antérieure de la voûte palatine, on voit une large plaque blanchâtre sur laquelle la peau est plissée. Il n'a jamais été affecté de rhumatisme. Il ne nous présente aucun signe de scorbut. Il n'a jamais eu de dartres. Il nous assure à plusieurs reprises et à différents intervalles que, jusqu'en 1830, ses yeux ont été parfaitement sains. Jusqu'à cette époque, jamais la moindre rougeur, la moindre douleur. Sa vue était si bonne que ses amis le consultaient dans l'occasion. Vers le mois de décembre 1830, sans cause appréciable, l'angle externe de l'œil gauche devint rouge et tant soit peu douloureux. Bientôt l'inflammation s'empara de toute la conjonctive, mais il paraît qu'elle ne fut pas intense, puisque le malade continua de se livrer à ses occupations, se contentant de bassiner son œil avec un liquide émollient. Peu de temps après, l'inflammation se porta sur l'œil droit, puis revint sur l'œil gauche. Ce passage de l'inflammation d'un œil à l'autre dura plus de quatre ans, sans que le malade en fût affecté, et sans que la vision en eût reçu une altération sensible. Il nous assure que pendant tout ce temps, ses yeux étaient larmoyants comme à l'ordinaire. Mais il y a environ dix-huit mois que, sans cause connue, le malade dit avoir senti comme une peau qui, partant de l'angle externe de l'œil gauche, s'avançait vers l'interne. Cette peau, selon lui, allait en s'épaississant, et voilait de plus en plus la vue. L'œil devint sec. Cependant le malade nous dit que l'impression subite d'une vive lumière, lui faisait répandre quelques larmes. Peu à peu il sentait que sa vue s'affaiblissait de ce côté. Cinq mois après, les mêmes phénomènes se présentèrent sur l'œil droit. Désirant alors recevoir les secours des chirurgiens, il séjourna pendant cinq mois, à deux reprises différentes, à l'hôpital Saint-Louis, d'abord dans le service de M. Gerdy, ensuite dans celui de M. Biet. Ces praticiens distingués ont mis à contribution une foule de moyens thérapeutiques, mais aucun n'a apporté la moindre amélioration. Le malade nous affirme que sa vue a considérablement diminué depuis que M. Biet a fait sécher le vésicatoire que M. Gerdy avait ordonné. Quoi qu'il en soit, ayant soumis Soisson à notre observation, le 28 janvier 1838, nous avons constaté les phénomènes suivants :

Œil gauche. — La paupière supérieure d'un rouge vif sur son bord libre, et d'une couleur un peu brune à sa surface externe, est tuméfiée et présente de petites bosselures qui glissent sous le doigt. L'inférieure est à peu près dans l'état normal, sauf la rougeur de son bord libre. Elles jouissent toutes deux d'une mobilité assez peu marquée. Car leurs mouvements sont gènés par le rapprochement anormal des deux angles, surtout de l'angle externe, rapprochement qui est dû, comme je le dirai bientôt, à des adhérences de la conjonctive oculaire avec le bord libre des voiles membraneux. Les cils, châtains, sont tombés en grande partie; ceux qui restent, et ils sont moins rares à la paupière supérieure qu'à l'inférieure, sont bien plantés. La caroncule lacrymale, atrophiée et recouverte par la conjonctive ne laisse presque plus de traces de son existence. La conjonctive oculaire épaissie et sèche sur tous les points, adhère immédiatement au bord libre des paupières dans toute leur étendue, excepté à la partie supérieure de la cornée où l'on distingue très-bien la conjonctive oculaire et la conjonctive palpébrale. Dans cette partie, où les deux conjonctives forment une espèce de cul-de-sac, l'œil est moins sec. Ces adhérences en rapprochant les angles des paupières, donnent à l'œil un aspect irrégulier. La conjonctive forme sur la face antérieure de l'œil des brides et des replis. Ces replis entourent la cornée d'un bourrelet qui devient plus ou moins saillant selon les mouvements de l'œil. On ne peut apercevoir aucun vaisseau au-dessous de la conjonctive. Cette membrane est partout d'une couleur terne. On ne peut mieux la comparer qu'à une pellicule d'ognon desséché. Elle présente çà et là quelques points plus ou moins blancs. La cornée offre un aspect rugueux. On voit à la partie inférieure et un peu externe, une ulcération profonde. Ce n'est qu'avec peine qu'à travers le peu de transparence et l'aspect nébuleux de la cornée, on entrevoit, comme au milieu d'un brouillard, la pupille déformée et ne présentant aucune mobilité, quelque moyen que l'on emploie. Les mouvements de l'œil, quoique libres dans tous les sens, sont cependant limités par les adhérences dont nous venons de parler.

Œil droit. — Les paupières sont à peu près dans le même état, si ce n'est que le rapprochement de leurs angles par les adhérences de la conjonctive étant moins prononcé, l'œil est plus ouvert que du côté opposé. Les cils sont en aussi petit nombre, mais moins bien plantés. A l'angle interne de la paupière supérieure, il y en a plusieurs qui sont dirigés en dedans. La caroncule lacrymale est dans le même état. Les orifices des glandes de Méïbomius et les points lacrymaux sont oblitérés. Les brides, les replis et les bourrelets que forme la conjonctive oculaire sont moins prononcés. Cette membrane est moins épaisse, moins terne et tant soit peu moins sèche. Latéralement, elle se continue aussi directement avec le bord libre des paupières; mais au niveau de la cornée, on distingue en haut et en bas les deux conjonctives. Au-dessous de la conjonctive, on aperçoit quelques vaisseaux qui sont d'autant plus visibles qu'on les examine plus près de la cornée. Celle-ci ne présente pas à beaucoup près autant d'irrégularité que du côté gauche ; elle est moins nébuleuse et laisse mieux voir la pupille, qui n'offre pas plus de contractilité que du côté opposé. En un mot, l'aspect général de l'œil est moins pâle, moins sec, moins cadavérique.

Le malade n'accuse aucune gêne ni aucune sécheresse dans le canal et dans les fosses nasales. En examinant avec soin l'angle externe des deux yeux, on n'aperçoit aucune saillie formée par la glande lacrymale. Après avoir ainsi examiné les phénomènes locaux, nous avons interrogé les fonctions de l'organe malade. Nous n'avons pas à considérer les deux yeux en particulier, puisque sous ce rapport ils sont identiques. La vue est considérablement affaiblie, les objets ne sont aperçus qu'à travers un brouillard épais, le malade ne peut pas même les distinguer à quelque distance et dans quelque position qu'on les lui présente. Je me suis même convaincu à plusieurs reprises qu'il ne voit même les objets que quand ils sont placés entre une vive lumière et lui. Hors de cette position, il ne les aperçoit pas. Cependant il distingue assez bien la couleur blanche. Ainsi, il montre du doigt les élèves placés autour de lui et qui portent un tablier blanc. Il peut fixer sans être incommodé une chandelle allumée placée très près de ses yeux. J'ai humecté ses yeux à plusieurs reprises, et j'avoue que sa vue n'a présenté aucune amélioration même passagère. La surface antérieure de l'œil supporte sans douleur et presque sans incommodité le contact du doigt, de la barbe d'une plume qu'on promène sur elle. M. Velpeau, en notre présence, s'est servi de tabac, de pellicule d'oignon, d'ammoniaque même pour exciter la sécrétion des larmes. Mais l'œil est resté sec. Le malade nous dit cependant que quelquefois ses yeux s'humectent un peu par l'impression subite d'une vive lumière. J'ai tenté ce moyen à plusieurs reprises, il ne m'a jamais réussi.

Les sens de l'odorat, de l'ouïe et du goût remplissent bien leurs fonctions.

M. Velpeau essaya sur ce malade tous les moyens thérapeutiques imaginables ; mais rien ne réussit, et Soisson, après plus d'un mois de séjour à l'hôpital, en sortit dans le même état que lors de sa rentrée.

Observation XI. — Due à M. Cuignet (de Lille).

M. N..., âgé de 32 ans, admis aux incurables, offre le troisième degré du xérosis à l'œil gauche et le deuxième à l'œil droit. Depuis son enfance, il est sujet à des ophthalmies scrofuleuses consistant en phlyctènes et pustules se répétant avec peu d'intervalles de discontinuité, sur les bords palpébraux, sur la conjonctive tant palpébrale que bulbaire autour de la cornée et sur cette membrane. Lorsque survient un temps de repos, voici comment se présente l'œil droit : l'écartement des paupières d'avec le bulbe est limité de plus de la moitié par le raccourcissement de la muqueuse et l'effacement des culs-de-sac supérieur et inférieur ; le malade souffre même quand il fait effort pour ouvrir les yeux, encore plus lorsqu'on attire les paupières avec les doigts ; la caroncule disparaît sous la muqueuse tendue et se continuant avec le pli semilunaire raccourci ; partout la muqueuse ainsi diminuée de plus de moitié de son étendue normale, est de teinte opaline, elle est épaissie et dépolie, elle n'est plus humectée que par des gouttelettes d'humeur lacrymale répandues soit là sur ses surfaces sèches par places ; les bords palpébraux offrent encore quelque amas d'humeur des glandules de Méïbomius et des sébacées. D'autre part, cette muqueuse transformée entoure la cornée et empiète sur tout son contour de deux millimètres environ ; elle se continue vers le centre en un épithèle un peu épaissi, terne, nuageux, qui tend à cacher l'iris et la pupille. En quelques points, sur le contour kératique, la muqueuse offre une autre altération qui consiste en petites plaques d'un gris blanc, épais, à surface grenue et comme pulvérulente, amas analogue à ceux que l'on aperçoit dans certains cas d'héméralopie. La sécrétion muqueuse est très-diminuée et la vision très-obscurcie par l'état nébuleux de l'épithélium de la cornée.

Lorsque des phyctènes ou des pustules nouvelles se produisent, toute cette surface cornéo-conjonctivale s'injecte de vaisseaux peu nombreux, gras, noirâtres, sinueux, composant une circulation plutôt veineuse, entravée, bientôt encombrée d'exsudations, qui se condensent dans la trame de la membrane, l'épaississent et augmentent sa densité, sa résistance et son opacité. Cette congestion plus ou moins passagère, se retire et laisse derrière elle la surface cornée conjonctivale plus terne, plus épaisse, plus desséchée et plus indolente qu'auparavant.

Le fait suivant, publiée dans la *Gazette médicale* par M. Cade, a été observé par Vidal de Cassis.

Observation XII.

Le nommé Jacques Claude, âgé de 23 ans, vigneron, est doué d'une constitution robuste sur laquelle se dessinent néanmoins quelques traits de diathèse scrofuleuse, il ne se serait jamais exposé à recevoir les fâcheuses atteintes de la syphilis. Il y a un an, sans cause appréciable, il fut pris à l'œil droit d'une ophthalmie aiguë. Quelques jours après, il survint au niveau de l'échancrure sus-orbitaire une tumeur inflammatoire d'un volume d'une noisette, qui, soulevant la paupière supérieure, ne tarda pas à donner spontanément issue par sa surface oculaire à une suppuration abondante. A cet écoulement purulent, succèdent des douleurs sourdes occupant le voisinage de l'apophyse orbitaire externe, une diminution graduelle de la vue et de la sécrétion des larmes, et enfin une sécheresse complète de la face antérieure du globe oculaire. Pendant tout le temps de sa maladie, Claude a été soumis, sans aucune apparence de succès à l'usage des anti-phlogistiques, des révulsifs et quelques collyres dont nous ignorons la composition. Entré à l'hôpital de la Charité le 31 mars 1836, il nous a présenté les phénomènes suivants.

Œil droit. — Quoique les paupières jouissent d'une certaine mobilité, la supérieure n'est pas susceptible d'un mouvement d'élévation, aussi étendue que celle du côté gauche, d'où résulte une légère blépharoptose. Tant que l'œil reste ouvert, les cils conservent leur direction normale, mais aussitôt que les paupières tendent à se rapprocher, il s'opère sur le milieu du bord palpébral inférieur un entropion ou introversion qui détermine nécessairement un trichiasis partiel. Ce renversement interne de la paupière inférieure et des cils paraît dépendre ici d'une légère rétraction du cartilage tarse augmentée pendant le rapprochement des bords palpébraux, par la contracture du muscle orbiculaire. Les orifices des glandes de Méïbomius et le point lacrymal inférieur sont complètement oblitérés. La caroncule lacrymale d'un rose mat moins volumineuse et plus granulée que celle du côté gauche, est logée dans une espèce de sinus triangulaire, formé par un vaste pli de la conjonctive. Celle-ci, légèrement injectée d'un blanc terne et entièrement sèche, offre à chaque commissure des brides verticales qui semblent saillir et se multiplier en raison des efforts que fait le malade pour imprimer aux paupières le plus grand écartement possible, et lorsque le globe oculaire est fortement porté en dedans, le segment interne de la paupière se trouve recouvert d'un de ces plis comme une membrane clignotante.

Le phénomène inverse s'observe lorsque l'œil tend à se cacher sous l'angle externe des paupières. La cornée transparente, de forme ovalaire dans le sens de son diamètre transversal, est recouverte comme d'une pellicule pulvérulente sèche, inégalement opaque, à travers laquelle on distingue néanmoins comme à travers un nuage, l'iris et la pupille, qui n'offrent d'anormal qu'un peu moins de contractilité sous l'influence des rayons lumineux. Cette cornée est plus sèche, plus nébuleuse dans ses trois quarts supérieurs que dans son demi-quart inférieur, dont le plus d'humidité et de transparence dépend de ce que, constamment recouvert par la paupière supérieure, il est ainsi mis à l'abri de l'impression de l'air et d'autres agents extérieurs. En un mot vous croiriez voir du premier abord l'œil sec, terne et flétri d'un cadavre exposé depuis deux jours à l'action de l'air atmosphérique, avec cette différence que la cornée, affaiblie, déprimée chez l'homme qui a cessé de vivre, conserve chez notre malade tout le plein de la sphéricité.

La vision et la sensibilité ont considérablement perdu de leur énergie primitive, les objets ne sont aperçus qu'à travers l'épaisseur d'un brouillard, et ce n'est qu'en humectant l'œil avec un liquide quelconque que le malade voit leur forme se dessiner d'une manière moins confuse.

La cornée peut supporter sans douleur et presque sans incommodité le contact du doigt promené sur la surface, et l'instillation d'une solution de 5 grammes de nitrate d'argent dans une once d'eau n'a pu déterminer que la sensation presque imperceptible d'un picotement, d'une demangeaison. Toute sécrétion liquide a cessé pour cet œil, qui ne s'humecte pas même sous l'impression irritante des pellicules d'oignon introduites entre les paupières. Les sens correspondants de l'odorat, de l'ouïe et du goût remplissent régulièrement leurs fonctions.

Œil gauche. — De premier abord, il paraît parfaitement sain et étranger à toute influence sympathique de l'œil malade, cependant, lorsqu'on l'examine de près et avec attention, on aperçoit à quelques taches noirâtres dont est parsemée la surface de l'iris, que la membrane a dû autrefois être le siége d'une phlegmasie plus ou moins intense. Aussi le malade nous a-t-il avoué que, dans la période peu aiguë de son ophthalmie, il avait ressenti par contrecoup, du côté gauche, de la photophobie, du larmoiement et quelques douleurs gravatives dans le globe de l'œil et la région frontale externe. Aujourd'hui, l'œil et les diverses parties qui en dépendent jouissent de la régularité de leurs fonctions. A l'exception de l'appareil sécréteur qui a perdu un peu de son activité première, au rapport du malade, la sensibilité est intacte, et le contact du doigt sur la cornée détermine une augmentation de larmes et une espèce de blépharospasme toujours douloureux.

L'observation suivante tirée de la thèse de Duprez, nous montre un xérosis consécutif à une ophthalmie dont on ignore la nature. Le sujet n'était ni scrofuleux, ni syphilitique. Cependant il avait à l'âge de 4 ou 5 ans, sur la tête des croûtes jaunâtres qui fournissaient un suintement abondant et c'est peu de jours après la suppression de ce suintement que les deux yeux, sains jusqu'alors, se sont pris.

Mais, est-ce là tout ce que nous avons à savoir sur l'état général de ce malade. Et ses antécédents héréditaires? Ces croûtes jaunâtres étaient-elles ou non, le siége de prurit? Quel était le tempérament de l'individu? Etait-il rhumatisant? Le reste du corps était-il affecté d'éruptions cutanées? Ce sont-là autant de questions qu'il eût été intéressant de résoudre et qui eussent pu mettre sur la voie.

Voici cette observation recueillie dans le service de Sanson à l'Hôtel-Dieu.

Observation XIII. — Tirée de la thèse de M. Duprez.

Nicolas Pasquet, âgé de 26 ans, d'abord berger, puis ensuite manœuvrier, fut reçu le 27 mars, à l'Hôtel-Dieu, dans le service de Sanson, pour un xérosis de la conjonctive des deux yeux. Doué d'une bonne constitution, cet homme n'a jamais présenté de symptômes de gale, d'affection vénérienne, ni de scrofules, et sauf une ophthalmie dont on ignore la nature, il a toujours joui d'une santé parfaite. A l'âge de 4 ou 5 ans, Pasquet avait sur la tête des croûtes jaunâtres, qui fournissaient un suintement abondant, supprimé presque subitement par l'emploi de substances qu'il ne connaît pas. Peu de jours après cette suppression, les deux yeux jusque là parfaitement sains, sont envahis par une ophthalmie avec gonflement des paupières, rougeur de l'œil et impossibilité de supporter la lumière. Le malade ne peut dire si, à cette époque, la sécrétion des larmes était augmentée ou diminuée, ou bien si les yeux fournissaient un écoulement purulent. Des sangsues aux tempes à diverses reprises, des vésicatoires au cou et aux bras, des collyres dont on ignore la composition, diminuèrent l'intensité de la maladie sans la faire disparaître complètement. Jusqu'à l'âge de 14 à 15 ans, les yeux restèrent rouges, larmoyants, sensibles à la lumière ; de temps en temps ces symptômes s'exaspéraient, et alors des sangsues, des collyres soulageaient le malade sans le guérir. Pendant ce temps le malade conserve sur le bras un vésicatoire qui fut transformé en cautère qu'il porte encore aujourd'hui. A cette époque on lui insuffla dans les yeux du sucre en poudre qui ne produisit aucun effet.

A l'âge de 16 ou 17 ans, il consulta un oculiste ambulant qui lui donna une poudre blanche dont il ignore le nom, mais qui, grillée sur une pelle à feu devenait rougeâtre et compacte. On écrasait cette substance, et on saupoudrait les yeux deux fois par jour. Chaque fois, l'emploi de cette poudre produisait une vive douleur. Quinze ou vingt jours après, s'apercevant que sa vue diminuait, que la rougeur et la douleur augmentaient, le malade lui substitua un collyre d'eau blanche. Après un mois ou deux de l'emploi de ce collyre, la rougeur, la douleur, le larmoiement avaient disparu de l'œil gauche qui était alors parfaitement sec. Le malade continua l'usage de son collyre, et bientôt l'œil droit se trouva dans le même état que le gauche, et tels qu'ils sont encore aujourd'hui tous les deux. Depuis l'âge de 18 à 20 ans, le malade est sujet aux céphalalgies et aux étourdissements.

Œil gauche. — Le 30 mars, les paupières sont un peu tuméfiées, parcourues par un réseau veineux assez développé, mobiles, conservant leur direction normale et pouvant recouvrir l'œil exactement. Les cils châtains, peu nombreux, bien plantés, ne présentent pas de direction vicieuse. Les points lacrymaux sont oblitérés. La caroncule lacrymale est blanchâtre, aplatie, à peine reconnaissable. On ne distingue plus les orifices des glandes de Meïbomius. La conjonctive oculo-palpébrale d'un blanc grisâtre, comme recouverte de poussière, est sèche, forme un grand nombre de plis et de rides partout, excepté cependant sur la cornée qui semble comme taillée à facette. Au-dessous de cette membrane on aperçoit de petits vaisseaux rougeâtres, surtout à l'angle interne. Les mouvements de l'œil peuvent s'exécuter, comme dans l'état normal, en haut, en bas et en dehors. Mais lorsque le malade le porte dans ce dernier sens, la conjonctive se ride en dehors de la cornée et forme une espèce de troisième paupière qui vient recouvrir la cornée dans une étendue d'une ligne et demie à deux lignes. Lorsque le malade veut porter l'œil en dedans, quelques plis, moins prononcés qu'en dehors, viennent encore recouvrir le côté interne de la cornée. Mais une bride, partant de l'angle externe de l'œil où elle adhère aux deux paupières pour se rendre sur le bord externe de la cornée, ne permet pas à celle-ci de se porter en dedans aussi bien que dans l'état normal. La conjonctive paraît plus épaisse sur la moitié inférieure de la cornée que sur la moitié supérieure où l'on distingue assez bien l'ouverture de la pupille qui ne présente rien de particulier. En examinant avec soin l'angle externe de l'œil, on n'aperçoit aucune saillie, aucune tumeur formée par la glande lacrymale.

Œil droit. — Les paupières sont dans le même état qu'à gauche, seulement leur angle externe est réuni dans l'étendue de deux à trois lignes. Les glandes de Méïbomius, les cils, les points lacrymaux sont comme du côté opposé. La conjonctive présente aussi le même aspect. Mais les plis qu'elle forme sont moins prononcés et s'avancent sur la cornée dans une moindre étendue qu'à gauche. Les mouvements, encore possibles, sont cependant plus limités que dans l'œil opposé et surtout que dans l'état normal; on distingue très-bien la pupille dans toute son étendue.

Le malade distingue assez bien les objets. Selon lui, l'œil droit est meilleur que le gauche. Il reconnaît très-bien les personnes, et peut distinguer une pièce d'un franc à la distance de 7 à 8 pieds. De son lit, placé au milieu de la salle, il peut apercevoir le drapeau qui flotte sur les tours de Notre-Dame, mais il n'en distingue pas les couleurs. Il peut fixer le soleil beaucoup mieux que d'autres malades dont les yeux sont sains. Lorsqu'il veut voir d'une manière plus nette, il humecte ses yeux avec de la salive et de l'eau. Il prétend même qu'en les mouillant avec son urine, l'effet est encore plus marqué. En écartant les paupières, on peut promener, audevant de la cornée et sur toute la face de l'œil, les barbes d'une plume ou le doigt sans que le malade en soit incommodé et détourne l'œil. C'est à peine s'il sent le corps qui le touche, pourvu qu'on ait le soin de tenir les paupières écartées de manière à ne pas toucher les cils. Des oignons coupés par morceaux, et placés au devant des yeux, les paupières étant écartées, ne déterminent ni rougeur ni gonflement, ni sécrétion, et ne font éprouver au malade aucune sensation, si ce n'est un picotement très-léger sur l'œil droit, qui n'en reste pas moins sec Les fosses nasales ne paraissent pas plus sèches que chez un sujet bien portant. Le malade n'y éprouve aucun sentiment de sécheresse, et sent très-bien le tabac dont il fait habituellement usage. Il se plaint d'une céphalalgie frontale assez intense ; il entend très-bien, et les autres fonctions s'exécutent comme dans l'état normal.

M. Sanson après avoir employé différents moyens, excisa la conjonctive sur l'œil gauche, mais le malade, après plus de trois mois de séjour dans l'hôpital, en sortit à peu près dans le même état que lors de son entrée.

Je crois que nous avons passé en revue toutes les causes qui ont été données jusqu'ici comme produisant le xérosis.

Comme on le voit, nous avons admis les unes, rejeté les autres.

En résumé, nous avons reconnu, comme cause unique, l'inflammation chronique entretenue surtout sur la conjonctive par un état local ou général, particulier à l'individu. Nous avons essayé de montrer de plus, que non-seulement l'état constitutionnel du sujet avait une influence capitale sur la marche de la phlegmasie oculaire, mais aussi que des maladies cutanées rebelles, telles que le psoriasis, le pemphigus naissant sur la conjonctive pouvaient être la cause de la xérophthalmie.

CHAPITRE III

ANATOMIE PATHOLOGIQUE

Nous serons très-court sur l'anatomie pathologique de cette affection. L'anatomie macroscopique, c'est-à-dire la description des phénomènes perceptibles à la vue, se confond avec la description des symptômes physiques du xérosis. Les décrire serait nous exposer à une redite inévitable, devant les exposer dans notre chapitre symptomatologie. Quant à la description des modifications intimes qu'ont subies les différents éléments anatomiques de la conjonctive, nous ne pouvons émettre que des hypothèses, l'examen microscopique n'ayant point été fait jusqu'ici.

Pour nous, il se passe dans la conjonctive les mêmes phénomènes que dans toute inflammation scléreuse. Au début, il se fait une prolifération abondante de cellules embryonnaires par segmentation des cellules du corps muqueux de la conjonctive. C'est là le premier degré de la maladie.

Peu à peu, ces cellules passent à l'état adulte et acquièrent les caractères et propriétés du tissu fibreux; par le fait même de leur rétractilité, elles reviennent sur elles-mêmes et tendent à diminuer progressivement le volume et le nombre des vaisseaux qui peuven même disparaître entièrement (de Wecker).

D'une part, les glandes de la conjonctive cessant de recevoir leur apport normal de sang, d'autre part, pressées de tous côtés, elles s'atrophient insensiblement; de là cette sécheresse de l'œil qui a frappé de tous temps les observateurs.

Les nerfs de la conjonctive et les corpuscules de Krause n'échappent pas à cette compression, et les tubes nerveux subissent les mêmes modifications que dans la sclérose des centres nerveux, d'où l'insensibilité que nous observons dans le xérosis arrivé à cette période.

La rétraction continuant toujours, après avoir amené l'atrophie des vaisseaux, des glandes et des nerfs, suprimé les culs-de-sac, et les points lacrymaux, plissé toute la conjonctive, l'œil se trouve comprimé à son tour et tend à s'atrophier, l'ouverture palpébrale diminue de plus en plus et souvent même, si elles n'existaient pas déjà auparavant, il se fait des adhérences des bords libres des paupières.

L'épithélium cessant de recevoir les éléments de nutrition des vaisseaux atrophiés, n'étant plus lubrifié par les larmes dont les conduits ont disparu, n'étant plus humecté par la sécrétion des glandes conjonctivales, sans cesse enfin exposé au contact de l'air extérieur, l'épithélium, disons-nous, de muqueux qu'il était prend tous les caractères du tissu corné (1), mais non fibroïde, comme l'ont avancé quelques auteurs (2) en particulier Cuignet (de Lille).

Telle nous paraît être l'anatomie pathologique du xérosis : au moins nous donne-t-elle l'explication de tous les phénomènes que nous voyons se succéder dans cette affection.

(1) Cette modification de l'épithélium cornéen n'est pas admise par tous les auteurs : pour M. Sappey la cornée, soumise à des irritations prolongées, voit son épithélium, loin de s'épaissir, se détacher cellules par cellules en commençant au centre pour aller à la circonférence.

D'après Hermanowicz l'opacité de la cornée serait due, non à l'épaississement de l'épithélium cornéen, mais au développement d'une kératite vasculo-plastique.

(2) Quelques caustiques produisent quelquefois sur la cornée une altération de l'épithélium qui n'a pas de rapport avec celle que nous signalons ici. Chez le lapin, 4 jours après avoir porté sur la cornée un caustique, on remarque un épaississement véritable de l'épithélium, les cellules augmentent de volume, deviennent granuleuses, le noyau se divise et la cellule finit par se diviser aussi dans le même sens que son noyau : cette division est ordinairement binaire, mais quelquefois cependant on observe la segmentation de la cellule en trois et même en quatre

CHAPITRE IV.

SYMPTOMATOLOGIE.

On peut distinguer trois périodes dans la marche de la xérophthalmie. Dans la première la maladie débute, après une phlegmasie de date plus ou moins ancienne, par des signes qui passent le plus souvent inaperçus. Il est rare, en effet, que nous ayons à observer un xérosis à sa période initiale confondue presque toujours avec l'inflammation première et rien ne peut faire prévoir d'une manière certaine que c'est à une cutisation de la conjonctive que l'on va avoir affaire.

La conjonctive perd son lustre, son poli, elle semble un peu moins lubrifiée qu'à l'état normal; dans certains cas cependant les sécrétions de cette muqueuse ne sont point diminuées. Souvent les malades accusent, au dire de Fano, des douleurs névralgiques périorbitaires. Plus souvent encore, les malades n'éprouvent que de légers picotements, tandis que les douleurs plus ou moins vives jusqu'alors occasionnées par l'affection primordiale, s'apaisent peu à peu pour faire place à une sensation de gêne toute spéciale. En même temps les malades se plaignent d'un peu d'affaiblissement de la faculté visuelle. La muqueuse est rugueuse et boursouflée, et quand l'œil se meut, elle fait des plis en divers sens, ce qui montre qu'elle est parcheminée à un faible degré et beaucoup moins souple que de coutume. Elle perd en même temps sa coloration normale, elle prend un aspect blanc jaunâtre et mat : il y a épaississement de toute la muqueuse. Sur la cornée, l'épithélium conjonctival prend un aspect un peu trouble, mais il n'a pas encore l'opacité que nous lui verrons plus tard. Il y a de la photophobie.

Cette première période est caractérisée au point de vue anatomo-pathologique par la prolifération cellulaire, elle est plus ou moins longue suivant les individus et selon le traitement employé. On comprend bien, en effet, que toute médication n'est pas inutile à cette époque.

La rétraction du tissu de nouvelle formation constitue la seconde période de la xérophthalmie; cette rétraction est généralement lente et de longs mois sont nécessaires pour qu'elle arrive à son évolution complète. De nouveaux phénomènes apparaissent alors. Les paupières glissent moins facilement sur le globe oculaire, elles sont flasques et les plis qui se formaient jusqu'ici dans les mouvements seuls du globe, deviennent permanents et s'accusent de plus en plus. Peu à peu les culs-de-sac se rétrécissent aussi et les sécrétions deviennent presque nuls par l'oblitération que subissent les orifices des glandes conjonctivales. C'est alors que la muqueuse se dessèche, que l'épithélium cornéen, trouble seulement jusqu'ici, devient opaque, semblable à la pellicule qu'on rencontre sur l'œil des cadavres (Fano). Il se dessèche lui aussi et prend un aspect terne, poudreux. Il se recouvre, dit Desmarres, de taches blanches crétacées assez semblables à de la poussière de plâtre, tel était du moins le cas d'une vieille femme qu'il a longtemps observée. « Lorsque je la vis, dit cet auteur, pour la première fois, elle avait perdu un œil, le moignon qui en restait était gros, à peine comme l'extrémité du petit doigt. La muqueuse était sèche comme du parchemin et racornie dans toute son étendue.

L'œil conservé était dans l'état suivant : La conjonctive,

pâle mat, comme poudreuse, était épaissie dans toute sa surface, elle formait des plis transversaux dans le cul-de-sac, et, pendant les mouvements de l'œil, des plis circulaires et blafards autour de la cornée. Cette dernière membrane était opaque dans toute sa moitié inférieure ; une perforation s'était faite et le bord de l'iris correspondant était engagé dans l'ulcération. La moitié supérieure de la pupille était conservée. Tout le reste de la cornée était trouble et comme dépoli. La malade se faisait conduire, cependant elle reconnaissait plusieurs objets, même assez petits, lorsqu'elle avait pris la précaution préalable de lubrifier sa cornée au moyen d'un peu de salive qu'elle prenait à l'extrémité du doigt. Au toucher la conjonctive et la cornée donnaient la sensation d'une feuille de papier un peu rugueuse. Pendant deux années l'affection ne fit que des progrès presque insensibles. »

Par suite de cette rétraction de la conjonctive. les paupières sont souvent tirées en dedans du côté du globe (entropion) ; des adhérences se forment entre les muqueuses bulbaires et palpébrales et qui peuvent être multiples (symblépharon), si bien que les paupières se trouvent fixées et ne peuvent ni s'abaisser, ni se relever sans entraîner le globe oculaire avec elles et réciproquement.

La caroncule s'atrophie et disparaît même entièrement.

Les points lacrymaux s'oblitèrent complètement et, au bout d'un certain temps, on n'en trouve plus trace. Toute la conjonctive est devenue insensible, au point que l'on peut passer impunément l'extrémité du doigt ou un stylet sur l'œil, y appliquer des substances stimulantes, telles que de l'ammoniaque, du jus d'oignon, sans que le patient réagisse, sans qu'il se manifeste même du larmoiement. Lorsque le sujet éprouve quelque émotion qui le porte à pleurer, il ne s'écoule pas de larmes; l'œil devient seulement rouge et un peu douloureux. On comprend que, dans de pareilles circonstances, toute la surface oculaire apparaisse avec une sécheresse complète, phénomène qui a surtout frappé les premiers observateurs, et qui a valu à cet état le nom de xérophthalmie.

La rétraction, arrivée à son maximum, constitue la dernière période du xérosis; mais, comme nous l'avons dit, il faut très-longtemps pour que l'affection arrive à cet état ultime. Ainsi, la femme qui a fait le sujet de notre observation présente de l'œil gauche un xérosis presque complet; l'œil droit, atteint depuis moins longtemps, est un peu moins avancé. Mais la rétraction conjonctivale n'a cessé de faire des progrès depuis que la malade est soumise à notre observation.

A cette dernière période, les voiles palpébraux, soudés au globe de l'œil dans presque toute leur étendue, sont presque toujours soudés également l'un à l'autre. Cet ankiloblépharon peut être complet, c'est-à-dire s'étendre sur tout le bord libre des paupières, ou partiel, et occuper, soit la moitié interne ou externe, soit une portion de ces deux moitiés à la fois, comme cela existe chez notre sujet. En même temps, l'œil diminue notablement de volume, et des douleurs profondes se font sentir; les phosphènes sont moins bien perçus, et le globe peut marcher insensiblement à une atrophie complète. On en voit un exemple dans l'observation de Desmarres; mais, dans la nôtre, on chercherait en vain cette atrophie : les yeux, en effet, de notre malade ont leur volume normal et n'offrent absolument rien à signaler, quant à la consistance.

Le nystagmus survenant dans le cours de la xérophthalmie a été mentionné par plusieurs auteurs ; mais il n'est pas aussi constant que le blépharospasme, qui se remarque à n'importe quelle période de la maladie. Notre femme nous en offre un remarquable exemple.

Telle est la marche de cette triste affection, que nous allons essayer de différencier d'autres maladies qui semblent présenter quelque analogie.

CHAPITRE V.

DIAGNOSTIC. — PRONOSTIC.

Dans une période très-avancée de la xérophthalmie, alors que tous les phénomènes de cette affection sont manifestes, il est difficile de faire une erreur de diagnostic. Seules, les brûlures de la conjonctive pourraient en imposer.

Les brûlures sont produites par la flamme, par de l'eau bouillante, ou par des liquides enflammés, ou par des acides, projetés volontairement ou accidentellement dans les yeux. Nous dirons d'abord qu'il est très-rare que de pareils accidents intéressent la conjonctive seule et respectent les parties avoisinantes, paupières, joues, sourcils, etc. Puis, on distingue les cicatrices par la cause qui les a produites, par l'absence de toute cause réelle de xérosis ; elles se composent de brides blanches, dures, réticulées, irrégulières (Cuignet). Lorsque la chaux est projetée à la surface de l'œil, la conjonctive oculo-palpébrale blanchit, se gonfle et s'exfolie ; elle est décomposée par l'action caustique de cette substance ; la cornée prend une teinte blanchâtre, d'un bleu perlé. Mais, dans ce cas, nous ne trouvons pas ces plis dont nous avons parlé dans notre symptomatologie du xérosis, indices d'une rétraction graduelle. De plus, ces accidents, occasionnés par la chaux projetée dans les yeux, se manifestent très-rapidement, tandis que, dans le xérosis, c'est à la longue seulement que nous avons vu survenir l'opacité cornéenne.

Certains caustiques métalliques comme l'azotate d'argent et le chlorure de zinc, donnent lieu à une conjonctivite très-intense et à une opacité de la cornée qui peut résister indéfiniment, comme cela a été observé par un médecin de ma famille, le Dr Delavallade ; dans ce cas encore, pas de rétraction des culs-de-sac prononcés comme dans le xérosis, pas d'exfoliation épithéliale, pas de symblépharon, et la lésion est localisée le plus souvent.

Il ne faut pas confondre avec la xérophthalmie l'accident qui consiste dans la formation de quatre ptérygions qui ont fini par se rencontrer au centre de la cornée. Ce cas a été observé par Cuignet, sur un Arabe porteur de quatre larges ptérygions membraneux placés aux quatre points cardinaux, et se réunissant au centre de la cornée, absolument recouverte par eux. Leur position régulière, leur forme spéciale à base élargie vers les sillons latéraux et à pointe vers le centre kératique, les intervalles distincts qui les séparaient, le bon aspect de la muqueuse, l'absence d'une maladie habituellement causatrice de la xérophthalmie permirent à ce praticien de reconnaître l'affection réelle dont était atteint son malade.

La conjonctivite purulente franche se complique assez rarement de dépôts pseudo-membraneux, bien que quelques auteurs aient soutenu le contraire. La coagulation d'un exsudat fibrineux à la surface de la muqueuse est une complication fortuite, qui peut se montrer dans la conjonctivite catarrhale intense et dans la conjonctivite purulente des nouveau-nés (Chassaignac).

Il suffit de signaler cet accident pour qu'on se tienne en garde contre une erreur.

Nous avons parlé également de cette forme de xérophthalmie particulière, dite épithéliale, coïncidant avec l'héméralopie qu'ont décrite quelques auteurs. Il se fait une desquamation abondante de cellules épithéliales qui repullulent avec une très-grande rapidité. Le processus dans ce cas était localisé dans les parties de la conjonctive bulbaire qui, n'étant pas recouverte par les paupières, restent exposées à l'air (Abadie). Dans ce cas aussi, pas de rétraction, la cornée est quelquefois intacte, pas de rides, pas d'adhérences des paupières.

On ne confondra pas non plus avec la xérophthalmie cette sécheresse particulière de la conjonctive et de la cornée signalée par de Græfe chez les cholériques ; ce xérosis aigu est dû selon lui à la disparition considérable des liquides de l'organisme, peut-être aussi à l'abolition de la sécrétion lacrymale par suite d'une paralysie du trijumeau.

D'après Carron du Villards, l'un des premiers symptômes de la lèpre est de donner de l'aridité et de la sécheresse à toutes les membranes muqueuses et la conjonctive participe l'une des premières à ce genre de lésion (1).

(1) On sait en effet que, outre des altérations de la peau dans cette terrible maladie, on constate à la seconde période des lésions des mu-

Mais ces affections, toutes locales, ne peuvent être confondues avec ce xérosis que nous avons dépeint dans tous ses détails.

Enfin, il existerait, d'après Cuignet, quelques cas d'épidermotrophie de la conjonctive ressemblant assez à des xérosis partiel ou général, mais il y aurait absence de rétraction.

Ajoutons qu'il y a une importance capitale, au point de vue du traitement, à connaître la lésion première qui peut être la cause de la maladie. Dans toute ophthalmie dont le point de départ nous paraîtra douteux, il ne faudra pas négliger de regarder attentivement l'état de la conjonctive palpébrale, siége fréquent d'affections primitives. Puis l'état général de l'individu devra être examinée avec soin, quant aux affections de peau qu'il peut ou a pu avoir antérieurement. Un examen rapide, dit Blazy, superficiel de confiance, nous laissera souvent dans l'embarras. Au contraire, si l'on soumet le malade à un examen général et minutieux (il parle seulement du cas où les caractères tirés de la région ou des parties voisines sont insuffisants), on sera toujours mis sur la voie par une plaque pityriasique, par des démangeaisons vives siégeant autour des orifices naturels ou au scrotum, ce qui est fréquent chez les malades.

On ne négligera pas l'examen des conduits auditifs

queuses oculaire, buccale, pharyngée, laryngée. Elles aussi sont le siége de tubercules et d'ulcérations, et l'on voit survenir des troubles fonctionnels en rapport avec le lieu de l'altération ; l'odorat et la vue sont gravement atteints, la respiration est difficile et sifflante, la voix est éteinte (Baudot, Affections de la peau).

externes, ni des trompes d'Eustache qui sont très-souvent pris (1).

Au besoin l'examen microscopique du produit sécrété par la muqueuse, laissera voir une quantité de cellules épithéliales (Bazin).

Le pronostic est des plus graves, puisque dans le xérosis confirmé l'œil est fatalement perdu et d'une façon irremédiable.

CHAPITRE VI

TRAITEMENT

Il est clair que nous ne pouvons être utiles dans cette terrible affection, qu'en agissant tout à fait au début et non lorsque la contraction conjonctivale est bien établie.

Mais, comme il est difficile de prévoir qu'une conjonctivite chronique va entraîner un xérosis, on laisse la maladie à sa période d'état avant d'instituer un traitement approprié : est-il étonnant, dans ce cas, de voir échouer toute espèce de médication?

Quel est le moyen en effet qui n'a pas été employé?

Les vésicatoires, les collyres cautérétiques, la pierre infernale, l'inoculation du pus blennorrhagique, l'excision de la conjonctive depuis le cul-de-sac jusqu'à la circonférence de la cornée, ont été mis en usage. Mais nulle part, nous ne trouvons l'idée d'une médication générale. C'est à elle cependant que nous conseillons

(1) C'est ainsi que Galezowski cite deux cas de ptyriasis conjonctival. Un des malades était à Saint-Louis, service de M. Hillairet : il était atteint de ptyriasis des paupières, de la trompe d'Eustache et du canal nasal.

d'avoir recours, lorsqu'un examen minutieux a montré que l'individu atteint d'ophthalmie était en puissance de maladie constitutionnelle. Suivant les cas, les préparations arsenicales (liqueurs de Fowler, de Pearson, etc.) et l'emploi d'eaux minérales arsenicales, telles que celles de La Bourboule, de Plombières, du Mont-Dore, etc., formeront la base du traitement ; d'autres fois, les bains et douches de vapeur, les bains alcalins, les préparations alcalines seront mis en usage.

En un mot, on tiendra compte dans le traitement de la maladie constitutionnelle dont l'affection cutanée est symptomatique et il ne faudra pas oublier de satisfaire aux indications fournies par la constitution et le tempérament du sujet.

Nous supposons, bien entendu, pour cela que la xérophthalmie ne soit pas arrivée à sa dernière période, car dans ce cas, toute médication devient inutile comme nous l'avons dit et l'on ne peut avoir recours qu'à des moyens palliatifs.

C'est ainsi qu'on fait pratiquer des fomentations sur le globe avec divers topiques, du lait tiède, de la salive, de l'huile d'olives, d'amandes douces, de foie de morue, ou bien des mucilages, de l'axonge, ou mieux encore, de la glycérine.

De Wecker pense que l'irrigation continue serait utile et pour cela il se sert d'un instrument spécial destiné à tenir l'œil dans un état constant d'humidité.

Ollier de Lyon dit avoir obtenu un cas de guérison en suturant les paupières et prescrit ce moyen comme efficace.

Les remarquables résultats, dit M. Abadie, obtenus par Wolfe, en transplantant la conjoncive de lapin, pour guérir le symblépharon, autoriseraient à tenter le même procédé dans le xérosis.

Mais, nous avouons que tous ces moyens sont loin de nous satisfaire : nous ne faisons que les citer, conseillant seulement le traitement général approprié et les fomentations que nous avons indiquées.

Bien entendu, si le xérosis est combiné avec un entropion, on tâchera de combattre l'état d'irritation continuelle qu'il détermine par une opération, le malade ne dût-il y trouver aucun avantage pour la vue.

CONCLUSIONS.

De tout ce que nous venons de dire sur la xérophthalmie et des recherches auxquelles nous nous sommes livré, il résulte :

1° Que le xérosis est une affection rare en Europe ;

2° Qu'il peut s'observer à tout âge, mais spécialement chez l'adulte ;

3° Que nous ne le regardons pas comme pouvant être congénital ;

4° Qu'il reconnaît pour cause unique l'inflammation chronique de la conjonctive ;

5° Que la xérophthalmie atteint successivement ou simultanément les deux yeux ;

6° Que ces inflammations chroniques sont entretenues sur la conjonctive par des états diathésiques particuliers qui, selon nous, faciliteraient à un haut degré leur terminaison par xérosis ;

7° Qu'enfin des affections éruptives diverses apparaissant à la surface cutanée peuvent au même titre se montrer sur la conjonctive, y suivre leur évolution et entraîner la xérophthalmie.

Certes, nous regrettons vivement de ne pouvoir citer, à l'appui de notre manière de voir, un plus grand nombre d'observations, néanmoins, devant les cas aussi intéressants et prêtant aussi peu à la controverse que ceux que nous publions, nous osons bien espérer que l'attention de ceux qui feront par la suite des recherches sur le même sujet se portera davantage sur ce point trop négligé jusqu'ici de la pathologie oculaire : « De l'influence capitale qu'exercent le tempérament et les conditions diathésiques individuelles sur la fréquence et la marche des conjonctivites. »

Poursuivant la même pensée, un de nos condisciples naguère s'exprimait ainsi : Quand on a décrit la lésion élémentaire, on n'a fait que la moitié de la besogne, il faut à tout prix, si l'on veut être complet, rechercher la maladie qui l'a fait naître, sans quoi, on fait comme le méchant anatomiste qui se contenterait de décrire la forme, la couleur, la longueur du muscle, sans parler de ses attaches ni de ses rapports.

Comparaison très-juste qui nous montre l'écueil dont il faut absolument nous garer.

Nous ne trouverons plus alors de ces observations écourtées où pour toute étiologie on signale le froid, le chaud, l'air humide, toutes causes banales que l'on peut adapter à une foule de maladies, tandis qu'une influence plus générale, malheureusement méconnue, domine l'affection locale en apparence. Nous aurons alors un diagnostic plus sûr, un pronostic plus certain, un traitement plus rationnel et plus efficace. Le succès en un mot et le progrès sont à ce prix.

TABLE DES MATIÈRES

	Pages
CHAP. I. Historique	9
CHAP. II. Définitions et causes	14
CHAP. III. Anatomie pathologique	55
CHAP. IV. Symptomatologie	58
CHAP. V. Diagnostic. Pronostic	62
CHAP. VI. Traitement	66
CONCLUSIONS	69

A. PARENT, imprimeur de la Faculté de Médecine, rue M^r-le-Prince, 31.

NOUVELLES PUBLICATIONS DE LA LIBRAIRIE V. ADRIEN DELAHAYE ET Ce

Clinique médicale, par le docteur Noël GUENEAU DE MUSSY, médecin de l'Hôtel-Dieu, membre de l'Académie de médecine, etc., 2 vol. in-8............. 24 fr. »

Des névroses menstruelles ou la menstruation dans ses rapports avec les maladies nerveuses et mentales, par le docteur BERTHIER, inspecteur-adjoint des aliénés de la Seine, médecin expert près le tribunal civil, 1 vol. in-8.. 5 fr. »

Manuel de prothèse ou de mécanique dentaire, par O. COLES, chirurgien-dentiste à l'hôpital spécial de Londres, traduit par le docteur G. DARIN, 1 vol. in-8, 150 figures dans le texte.. 6 fr. »

Leçons sur les maladies du système nerveux. faites à la Salpêtrière, par le docteur CHARCOT, professeur à la Faculté de médecine de Paris, recueillies et publiées par le docteur BOURNEVILLE, 1 vol. in-8, avec 25 figures dans le texte et 8 planches en chromolithographie; le vol. cartonné.............................. 10 fr. »

Deuxième partie, — 1er fascicule : Anomalies de l'ataxie locomotrice; 2e fascicule : De la compression lente de la moelle épinière. In-8, avec 2 planches, prix de chaque fascicule... 2 fr. »

Troisième partie, — Des amyotrophies spinales, in-8. avec fig. et pl.... 4 fr. »

Traité pratique des maladies du cœur, par FRIEDREICH. Ouvrage traduit de l'allemand par les docteurs LORBER et DOYON. 1 v. in-8 cartonné .... 10 fr. »

Leçons sur le strabisme, les paralysies oculaires, le nystagmus, le blépharospasme, etc., professées par F. PANAS, chirurgien de l'hôpital Lariboisière, professeur agrégé à la Faculté de médecine de Paris, chargé du cours complémentaire d'ophthalmologie, etc., rédigées et publiées par G. LOREY, interne des hôpitaux; revues par le professeur, 1 v. in-8, avec 10 fig. dans le texte. 5 fr. »

Traité de médecine légale et de jurisprudence médicale, par LEGRAND DU SAULLE, médecin de l'hôpital de Bicêtre (service des aliénés), médecin expert près les tribunaux, etc. 1 fort vol. in-8.............................. 18 fr. »

Des vues longues, courtes et faibles, et de leur traitement par l'emploi scientifique des lunettes, par SOELBERG WELLS. professeur d'ophthalmologie à King's College, de Londres, etc., ouvrage traduit sur la 4e édition par le docteur G. DARIN. 1 vol. in-8, avec figures.............................. 4 fr. »

Traité élémentaire des maladies de la peau, par A. GAILLETON, ex-chirurgien en chef de l'Antiquaille, chirurgien en chef des Chazeaux (maladies cutanées et vénériennes). 1 vol. in-8.. 6 fr. »

Maladies de l'oreille, nature, diagnostic et traitement, par le professeur JOSEPH TOYNBEE, avec un supplément par JAMES HINTON, chirurgien auriste à Guy's hospital, traduit et annoté par le docteur DARIN. 1 vol. in-8, avec 99 figures dans le texte. 8 fr. 50

Manuel médical des eaux minérales, par le docteur LE BRET, médecin-inspecteur honoraire des eaux de Baréges, président de la Société d'hydrologie médicale de Paris. 1873-74, etc , 1 vol. in-12.................................. 5 fr. 50

Clinique médicale des affections du cœur et de l'aorte, observations de médecine traduites de l'anglais par le docteur BARELLA, membre de l'Académie royale de médecine de Belgique, etc. (le tome Ier est en vente, le tome II paraîtra prochainement), in-8.. 6 fr. »

Étude clinique de la phthisie galopante, preuves expérimentales de la non-spécificité et de la non-inoculabilité des phthisies, par le docteur METZQUER ; ouvrage précédé d'une préface de M. le professeur FELTZ, in-8 .... 4 fr. »

Des infiniment petits rencontrés chez les cholériques, étiologie, prophylaxie et traitement du choléra, avec planches micrographiques, par le docteur G. DANET. 1 vol. in-8.. 5 fr. »

La pierre dans la vessie, avec indications spéciales sur les moyens de la prévenir, ses premiers symptômes et son traitement par la lithotritie, par WALTER J. COULSON, chirurgien à St-Peter's Hospital, pour la pierre et les autres maladies des organes urinaires. Traduit de l'anglais par le docteur H. PICARD. In-8.. 3 fr. »

Histoire de la vaccination. Recherches historiques et critiques sur les divers moyens de prophylaxie thérapeutique employés contre la variole depuis l'origine de celle-ci jusqu'à nos jours, par le docteur E. MONTEILS, médecin des épidémies. 1 vol. in-8. .... 7 fr. »

Paris —Typ. A. PARENT, imprimeur de la Faculté de Médecine, r. M.-le-Prince, 29-31

www.ingramcontent.com/pod-product-compliance
Ingram Content Group UK Ltd.
Pitfield, Milton Keynes, MK11 3LW, UK
UKHW021911290826
14628UKWH00020B/1872